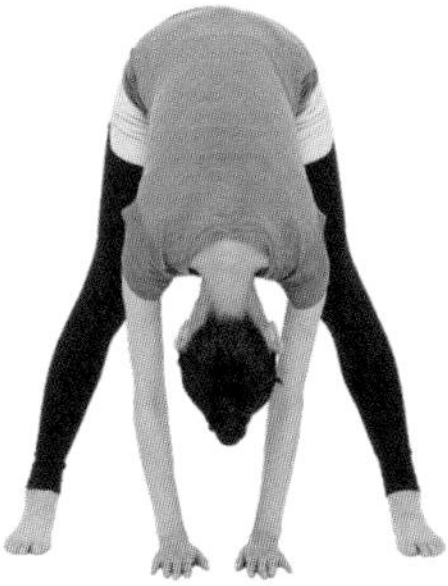

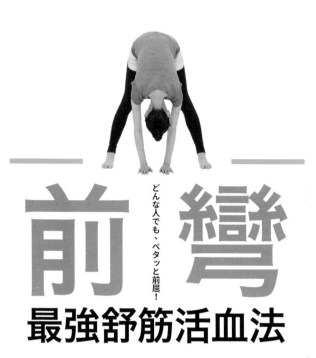

前彎

どんな人でも、ペタッと前屈！

最強舒筋活血法

谷 啓嗣——著 蔡麗蓉——譯

前言

前彎做得好，身體一輩子健康

大家好，我是健身教練谷啓嗣。

我在學生時代是一名體操選手，因而有機會仔細了解自己的身體。畢業後我成爲一名教練，從這時候開始，我一直在協助各種人鍛鍊身體：從小學生到高齡者，不分男女。從這些寶貴的經驗中瞭解到，想要擁有強健身體最重要的關鍵，就是關節的可活動範圍，也就是柔軟度。

當初我會明白這個道理，是因爲我曾在學生時期罹患了椎間盤突出，深受腰痛所苦。當時，我積極做了臀部及大腿的伸展運動，也就是前彎。透過前彎，我讓曾經僵硬有如切菜板的腰部肌肉，變得像蒟蒻一樣柔軟，進而使

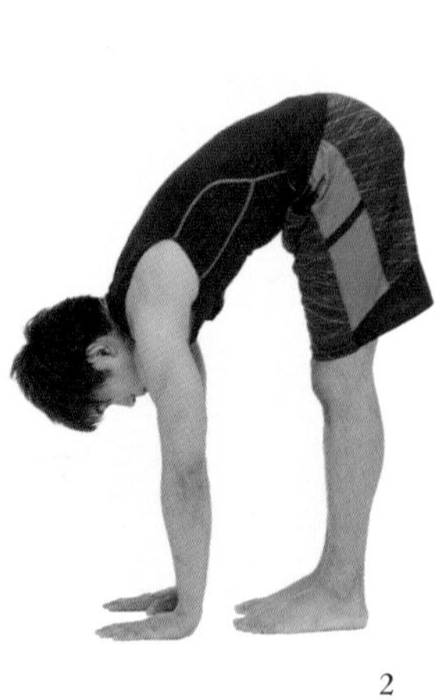

請參閱次頁，檢查一下自己的柔軟度吧！

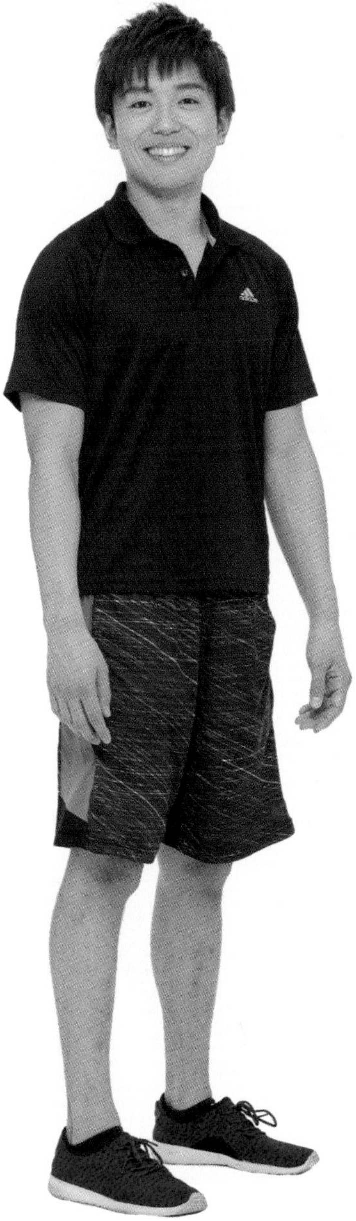

得神經能免於受到椎間盤壓迫，舒筋活血，因此擺脫了疼痛。

藉由這段經驗，我才能梳理出以下獨一無二鍛鍊身體的指導方針——我們應該先讓身體具備柔軟度，接著再做肌力訓練，才能讓身體長出宛如天然束腹的肌肉，達到鍛鍊身體的最佳效果。

換言之，健康的身體才能進行肌力訓練，而身體健康的基礎正是「柔軟度」！前彎是全身柔軟度的指標，因此其重要性無可比擬。爲此，本書將聚焦於提升前彎柔軟度，並收錄各式幫助身體更佳柔軟的伸展與肌力運動，讓你的前彎伸展做得更精準確實。

各位讀者，現在就開始一起打造柔軟的身體，改善健康吧！

你能前彎到什麼程度？

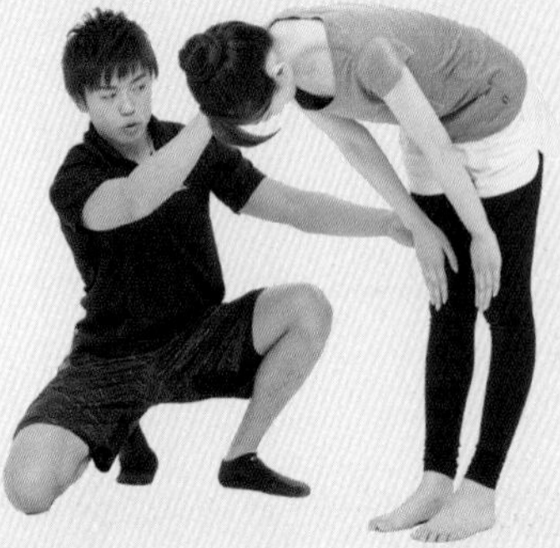

你現在的柔軟度如何呢？請參考左頁的檢查方式，看看自己能前彎到 1 ～ 6 的哪個等級吧！目標要達到等級 6 的前彎柔軟度喔！

前彎柔軟度等級 3

雙手能碰到小腿

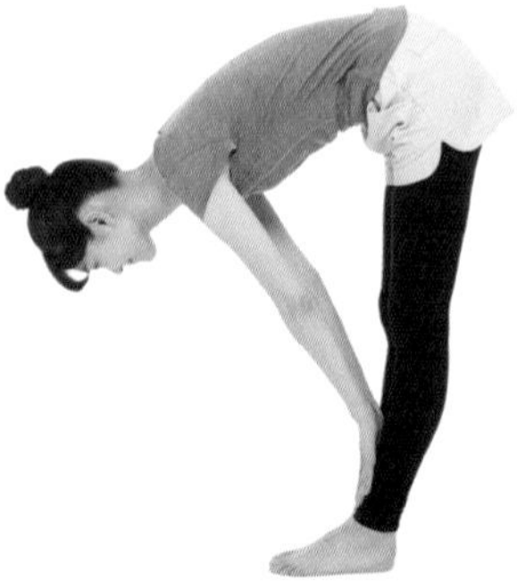

前彎柔軟度晉級法
請參閱 P.50

前彎柔軟度等級 2

雙手能碰到膝蓋

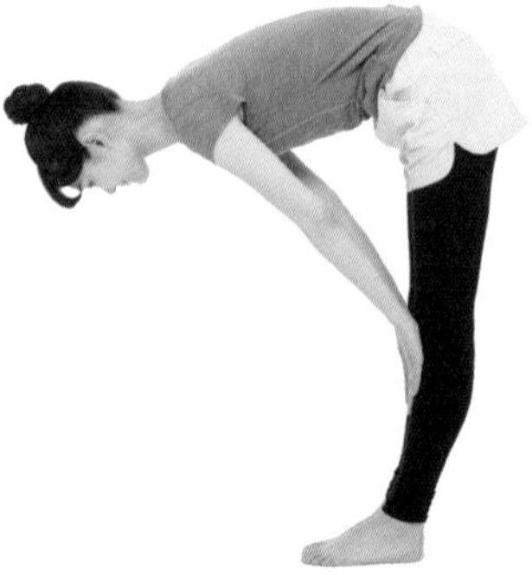

前彎柔軟度晉級法
請參閱 P.44

前彎柔軟度等級 1

雙手能碰到大腿

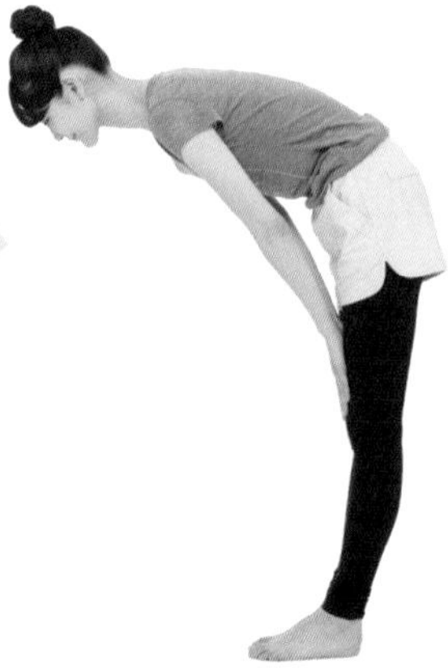

前彎柔軟度晉級法
請參閱 P.38

檢查方法

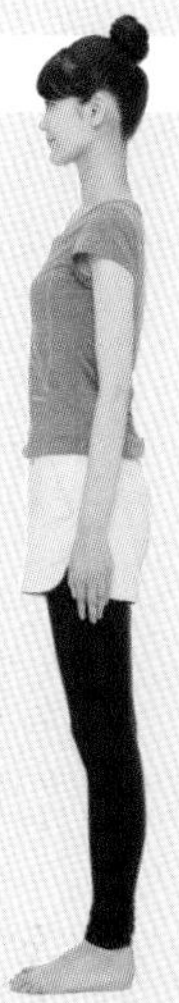

1 立正站好，肩膀放鬆。

2 身體慢慢地往前彎。

3 在膝蓋打直的狀態下，
找出能維持不動的姿勢

4 檢查一下，符合下述前彎柔軟度
等級 1～6 的哪個等級。

⬇

這就是你目前的前彎柔軟度等級！

前彎柔軟度等級

6

整個手掌
能緊貼地板

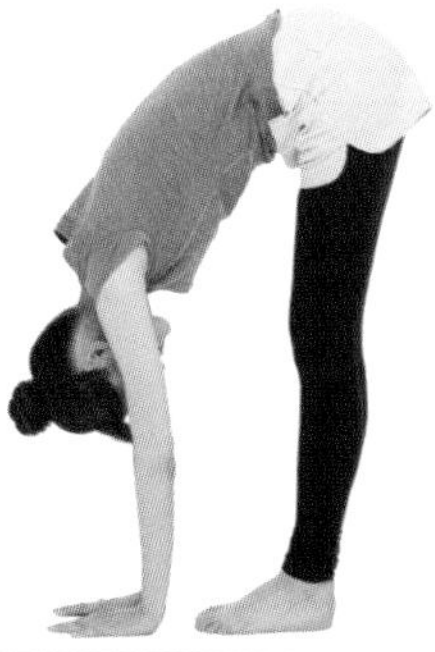

前彎柔軟度晉級法
請參閱 P.68

前彎柔軟度等級

5

手指根部
能碰到地板

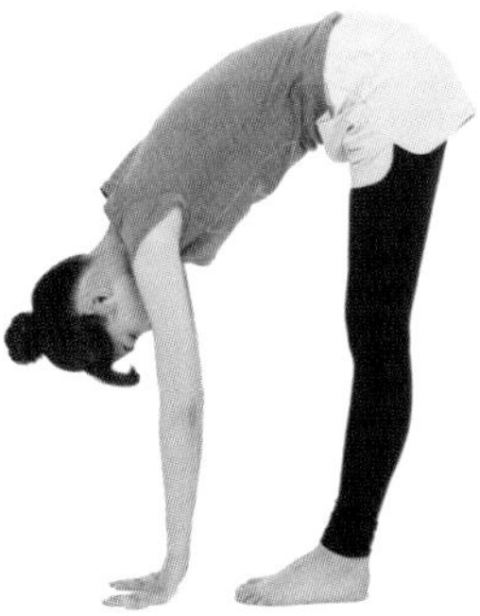

前彎柔軟度晉級法
請參閱 P.62

前彎柔軟度等級

4

指尖
能碰到地板

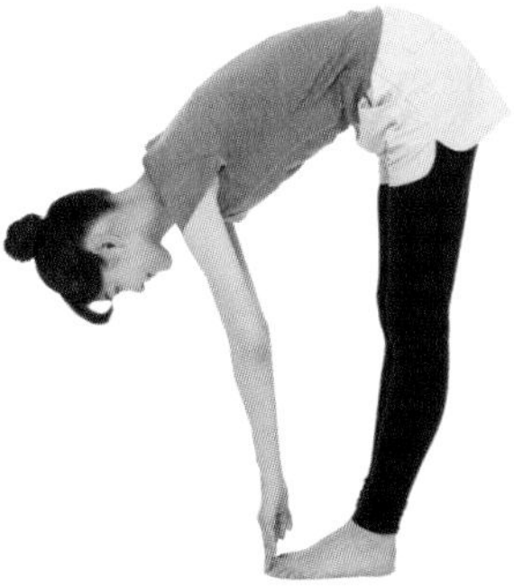

前彎柔軟度晉級法
請參閱 P.56

你知道嗎？

前彎柔軟度越好時，身體將出現這些好處

前彎彎得越下去，代表柔軟度越好；而柔軟度越好，表示身體越健康。因此無論在健康或體態方面，都能獲得以下諸多好處。

降低跌倒機率

柔軟度變好時，雙腳可以輕鬆地完全抬高，不易跌倒，並預防運動障礙症候群等問題。

能長距離行走

不會做白費力氣的動作，可保留體力，因此能行走比過去更長一段的距離，也不會感到疲累。

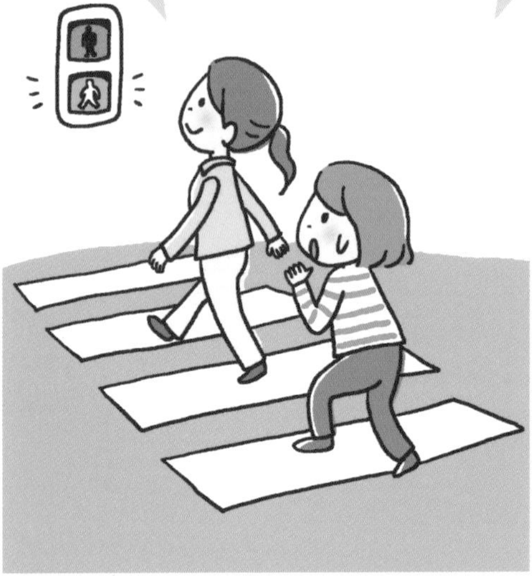

提升注意力

根據研究結果顯示，提升柔軟度，身體姿勢就會變好，進而使得血液及氧氣循環率提升，因此注意力也會提高。

不容易疲勞

姿勢端正，便不容易受到重力影響，使體力消耗量能控制在最少的程度，所以不容易疲勞。

提高行走的速度

柔軟度整體提升，使得手臂揮動幅度與行走步距加大，因此走路的速度就會變快。

每一步之間的距離變大

由於大腿後側變柔軟了，所以雙腳可以往前邁開大步，增加每一步之間的距離。

改善姿勢

骨盆確實立起，肩胛骨也會回到正確的位置，因此可擺脫駝背、聳肩等不良姿勢。

減少體脂肪

呼吸變順暢後，就能吸收大量氧氣，有效燃燒脂肪，達到輕鬆減重的效果。

維持窈窕體態

柔軟度提升後使得身體更容易活動，如此，熱量消耗就會增加，因此不容易變胖或復胖。

緩解肩膀痠痛

肩胛骨能被充分運用，讓背部肌肉獲得放鬆、血液循環變好，因而改善肩頸痠痛等問題。

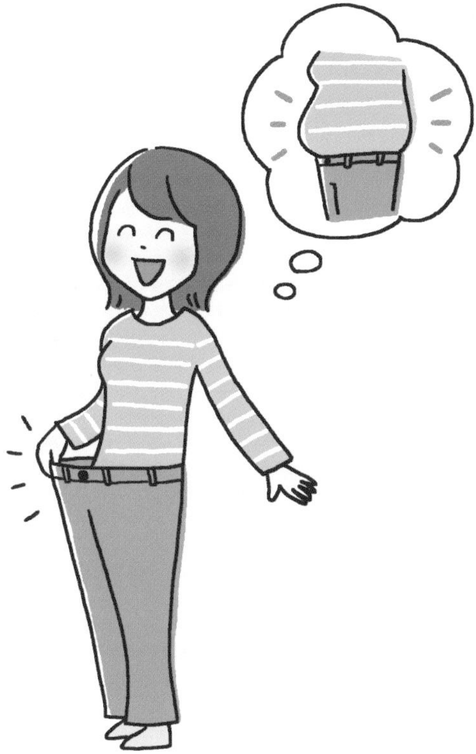

改善腰痛

由於背部、腰部、臀部肌肉得以充分伸展，所以可減少神經壓迫等影響，進而減輕腰痛。

紓緩膝蓋疼痛

膝蓋痛有時起因於肌肉疲勞。膝蓋後側的肌肉變柔軟後，不僅能降低疲勞，疼痛也會改善。

呼吸變順暢

一旦骨盆及肩胛骨得以活動自如後，胸部便容易擴展開來，使呼吸變得更順暢。

提升內臟代謝功能

關節的可動範圍擴大後，身體運動量自然會增加，進而活化、改善內臟機能，代謝也會跟著提升。

預防代謝症候群

身體可以隨心所欲的活動後，運動量就會增加，如此，能降低體脂肪，並預防腹部凸出的代謝症候群。

目錄

上半身的肌力訓練

PART 4 維持前彎柔軟度的日常生活建議

PART

1

為什麼前彎柔軟度好，身體就健康？

前彎使用到哪部分的肌肉？為什麼前彎會彎不下去？
為什麼前彎彎得好，甚至彎得越下去，身體就越健康？
本章將徹底解說「前彎」與「健康」的關係，讓你一看就懂！

好的前彎能力，是健康身體的基礎

全身柔軟度的指標就是「前彎」

柔軟伸展操中最受歡迎的動作，就是前彎。站著做前彎、坐著做前彎……，這些動作大家都知道，很多人在中小學測量體適能時，也都做過各式各樣不同的前彎伸展。

而本章將針對前彎伸展與健康的關係，進行深入的分析與介紹。

原則上，前彎彎得越下去，代表身體的柔軟度越好。許多人的觀念是「身體夠柔軟，感覺就會很健康……」，但這不只是感覺而已，而是真的能代表健康的指標之一。

因此接下來，我會在本章深入說明「柔軟度」與「健康」的關係、以及爲什麼前彎這麼重要。看過這部分的內容後，你一定會非常想要變成前彎很厲害的人！

首先，我想先稍微談一談，爲什麼我會秉持著「前彎很重要」的想法。

我在國高中時期一直持續練體操，曾經立志參加全國運動會和全國高中運動會。但是，在高中二年級時，卻罹患了椎間盤突出，導致腰部及右腳痛到完全動彈不得。當時我接受了某位教練的指導，徹底進行了提高腰部、大腿後側、臀部柔軟度的訓練。我一直記得這件事，因爲後來我僵硬的腰部竟然慢慢地變成像蒟蒻一樣柔軟，同時腰

鍛鍊身體的金字塔原則

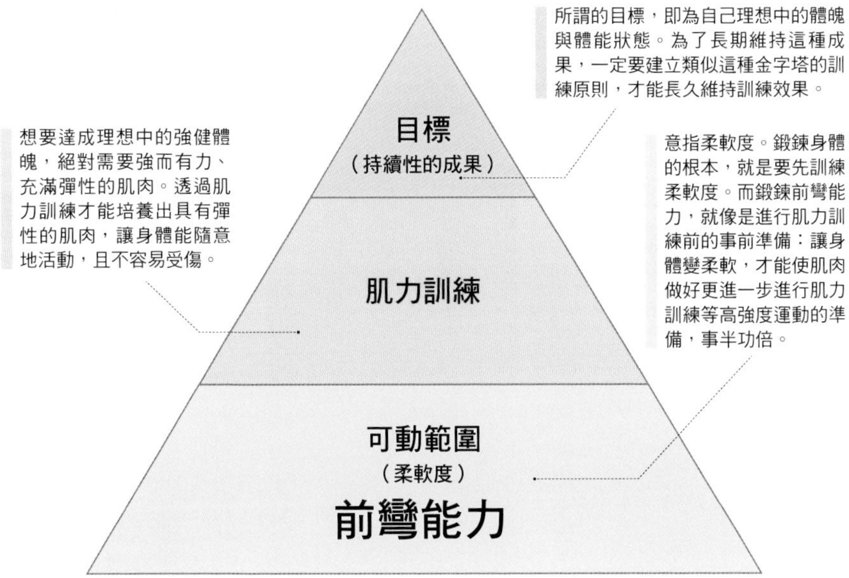
所謂的目標，即為自己理想中的體魄與體能狀態。為了長期維持這種成果，一定要建立類似這種金字塔的訓練原則，才能長久維持訓練效果。
想要達成理想中的強健體魄，絕對需要強而有力、充滿彈性的肌肉。透過肌力訓練才能培養出具有彈性的肌肉，讓身體能隨意地活動，且不容易受傷。
意指柔軟度。鍛鍊身體的根本，就是要先訓練柔軟度。而鍛鍊前彎能力，就像是進行肌力訓練前的事前準備：讓身體變柔軟，才能使肌肉做好更進一步進行肌力訓練等高強度運動的準備，事半功倍。
目標
（持續性的成果）
肌力訓練
可動範圍
（柔軟度）
前彎能力

部疼痛的問題也消失了。

就結論而言，我能克服腰痛，最大的原因，就是因爲我找回了大腿後側的柔軟度；而前彎要彎得下去的關鍵，就是要充分伸展大腿後側的肌肉。

身爲一名健身教練，每天都在指導許多學員如何鍛鍊身體。因此，針對如何強健身體，我提出了「鍛鍊身體的金字塔原則」（參閱上圖）。假使位於金字塔頂端的是理想中的強健體魄，那麼位在最底部的就是「可動範圍＝柔軟度＝前彎做得好」。

身體的健康如果只是暫時性的、不能長久維持，那麼便一點意義也沒有了。因此，我希望大家第一步要做的，就是提高身體的柔軟度，打好鍛鍊身體的基礎：前彎能力。

前彎，主要是伸展身體後側肌肉

究竟前彎伸展，會使用到哪些肌肉呢？

現在請大家直接站起來，前彎看看。請將雙腳打直，維持站立的姿勢將身體往前傾倒。從頭部至臀部脊椎的線條，還有臀部、大腿、小腿肚，直到阿基里斯腱的位置，是否有全部被伸展開來的感覺呢？

身體後側的肌肉，正是前彎時會被使用到，也就是會被伸展開來的肌肉部位。大家稍微思考一下就能明瞭，要是這些部位的肌肉都很僵硬，完全伸展不開來的話，就會呈現直立且動彈不得的狀態，根本無法往前彎。

前彎時主要會運用到的肌肉，如左頁所示，大致上分成背部（豎脊肌、闊背肌）、臀部（臀大肌）、大腿後側的肌肉（大腿後肌）、小腿肚的肌肉（腓腸肌、比目魚肌）。

前彎很厲害的人，這些部位的肌肉既柔軟又有彈性；因爲肌肉能夠充分伸展開來，前彎動作才能順暢完成。反之，前彎很吃力的人，代表這些部位的肌肉都很僵硬。事實上，身體後側的肌肉僵硬，除了會造成前彎彎不下去之外，也會導致各種身體不適，千萬不可輕忽。

認識前彎時，會使用到的肌肉部位

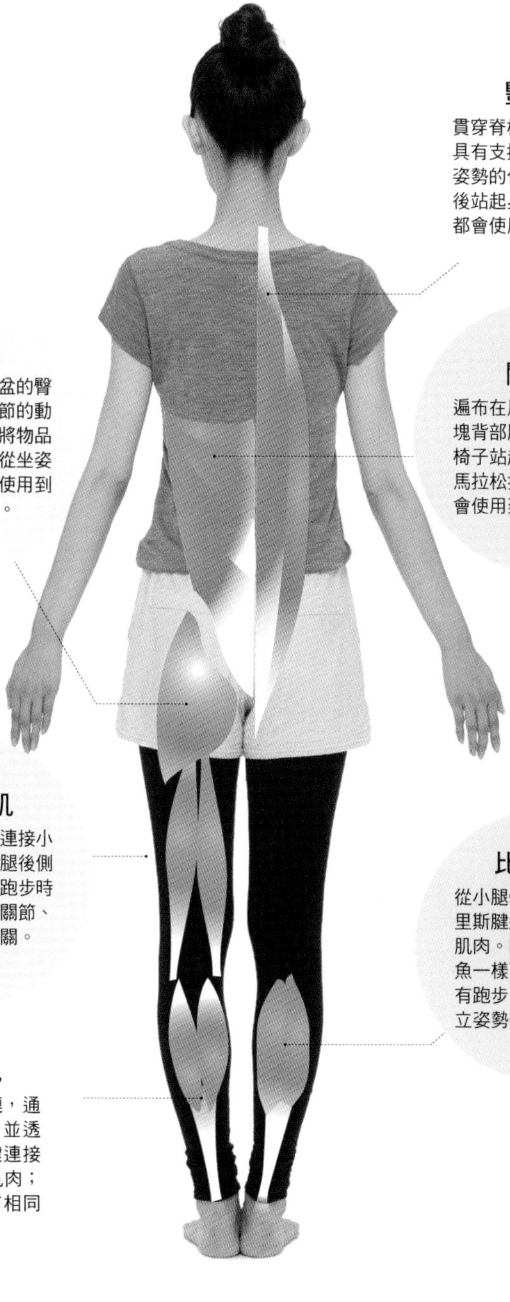

豎脊肌

貫穿脊椎兩側的肌肉，具有支撐上半身，維持姿勢的作用。拿取重物後站起身，或後仰時，都會使用到這個部位。

臀大肌

連接大腿骨與骨盆的臀部肌肉，與髖關節的動作有關。從地板將物品拿起、爬樓梯、從坐姿站起身時，都會使用到這個位置的肌肉。

闊背肌

遍布在肩胛骨下方的大塊背部肌肉。雙手壓住椅子站起身、慢跑或跑馬拉松揮動雙臂時，都會使用到這個部位。

大腿後肌

從骨盆（坐骨）連接小腿上方，位於大腿後側的肌肉。步行或跑步時會使用到，與膝關節、髖關節的動作有關。

比目魚肌

從小腿骨上方透過阿基里斯腱連接至後腳跟的肌肉。因為外形像比目魚一樣而由此命名；具有跑步、跳躍、維持站立姿勢的作用。

腓腸肌

與大腿骨相連，通過膝蓋後側，並透過阿基里斯腱連接到後腳跟的肌肉；與比目魚肌有相同的作用。

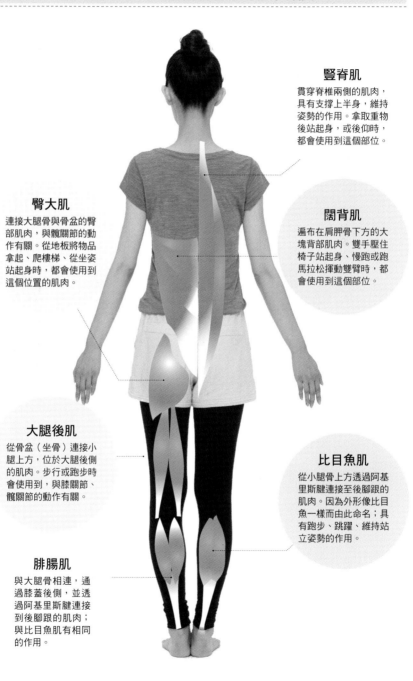

強化大腿後側的柔軟度最重要

前彎很吃力的人，需要鍛鍊哪個關鍵肌肉才能突破？

身體後側肌肉群僵硬的人，前彎就會很難彎下去——這點相信大家都明白。其中，左右前彎能力的關鍵肌肉，就是大腿後側的肌肉，也就是大腿後肌。

前彎很吃力的人，前彎時會將背部拱起來，再往前彎腰（如左頁右方照片所示）。那是因爲大腿後肌僵硬，伸展不開來，所以無法彎曲髖關節再將身體向前傾倒。而前彎做得好的人，就會如同左頁左方照片所示，從髖關節處開始彎曲。

雖然肌肉本身能夠收縮，但卻無法伸展。因此，在缺少伸展的情形下，隨著年齡增長，大腿後肌便會逐漸變硬，進而收縮。就好像左頁右方照片所示，會朝著箭頭方向逐步收縮，因此前彎才會很難彎下去。

於是很多人就會以爲，只要針對大腿後肌加強伸展，使其變柔軟就行了，但事實並非如此。其實大腿後肌僵硬的人，其大多數背部、臀部，甚至於小腿肚也都很僵硬。因此，想要提升大腿後肌的柔軟度，也必須一併提升其周圍的臀部及小腿肚肌肉的柔軟度，才能有效提升整體大腿後肌的柔軟度。

前彎能力的好壞，取決於大腿後肌的柔軟度

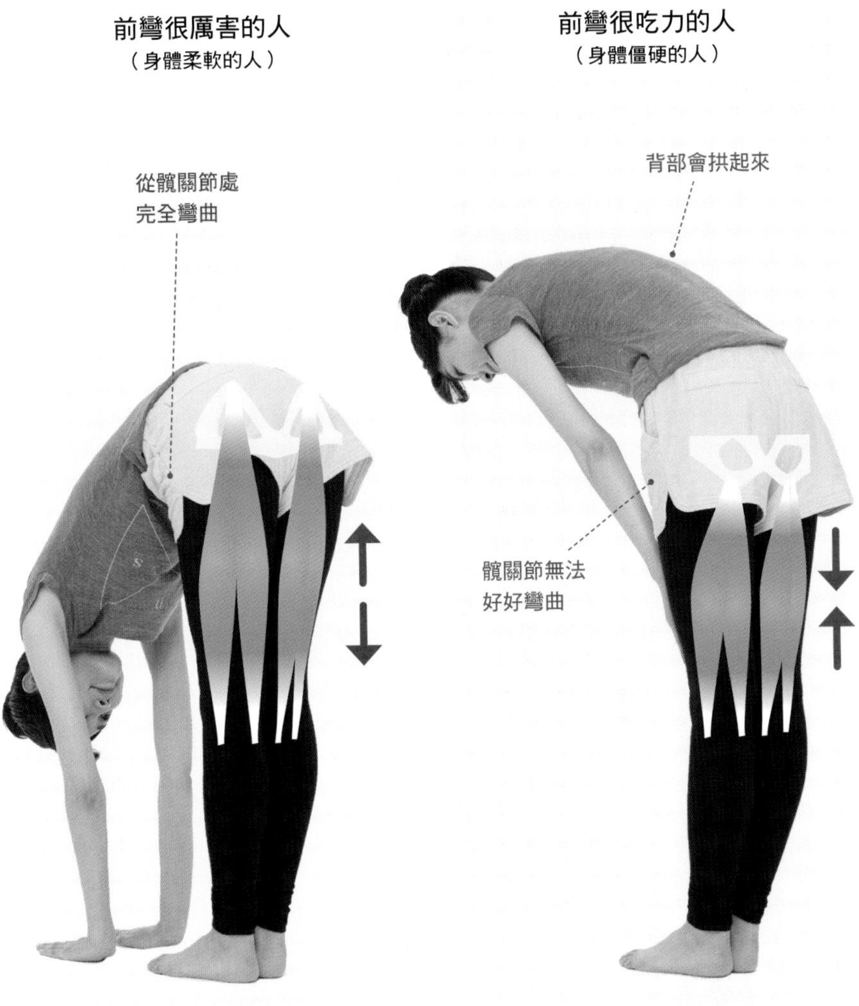
前彎很厲害的人
（身體柔軟的人）
從髖關節處
完全彎曲
前彎很吃力的人
（身體僵硬的人）
背部會拱起來
髖關節無法
好好彎曲

大腿後肌柔軟，代表肌肉能充分伸展開來。因為大腿後肌柔軟度好，所以髖關節容易彎曲，進而身體能徹底前彎。

大腿後肌是從骨盆的坐骨，往小腿骨方向貫穿的肌肉。大腿後肌收縮代表肌肉變短了，所以身體便不容易往前傾倒。

為什麼前彎做得好，身體就健康？

柔軟的肌肉能矯正骨盆歪斜

大家知道爲什麼前彎彎不下去嗎？我說過：「前彎做得好，身體就會健康」，這當中的原因是什麼呢？主要是與骨盆有著密切的關係。

過去我一直在協助許多人鍛鍊身體，我發覺大多數前彎很吃力的人，他們的骨盆都有「後傾」的現象。

前頁已爲大家說明過，前彎最重要的肌肉是大腿後肌，而大腿後肌長在骨盆的坐骨（坐下時接觸到椅子的骨頭）上；當大腿後肌收縮時骨盆就會往下拉扯，進而造成骨盆後傾（參閱左頁）。簡而言之，大腿後肌僵硬容易導致骨盆歪斜，也會造成各種身體不適。

反之，若大腿後肌柔軟，骨盆就能自由活動，如此，髖關節的可動範圍就會變大，因此容易前彎。基於這個原因，本書爲大家介紹的各式伸展運動，除了能提升前彎的柔軟度之外，還能矯正骨盆歪斜，有助提升整體的身體健康。

前彎柔軟度好，表示骨盆在正確位置

大腿後肌柔軟

骨盆會在正確的位置上

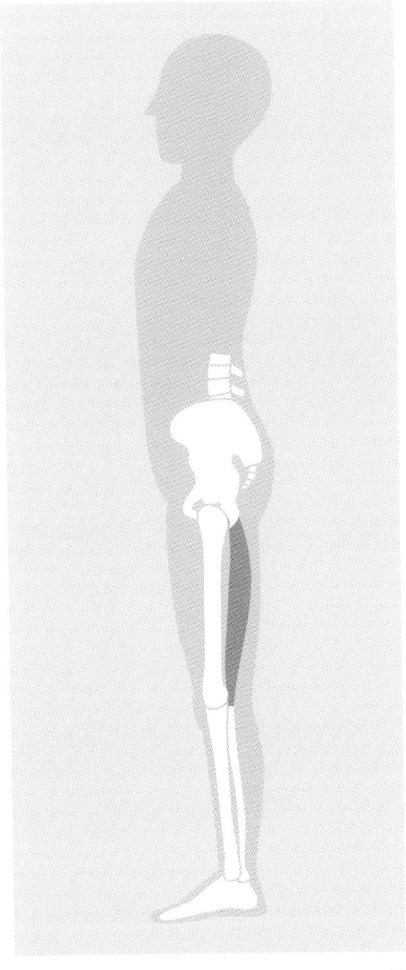

大腿後肌伸縮性越好，越能活動自如，於是便可從髖關節處徹底彎曲，做出漂亮的前彎動作。此外，也不會施加多餘力道至骨盆上，使骨盆維持在正確的位置。

大腿後肌僵硬

骨盆就會後傾歪斜

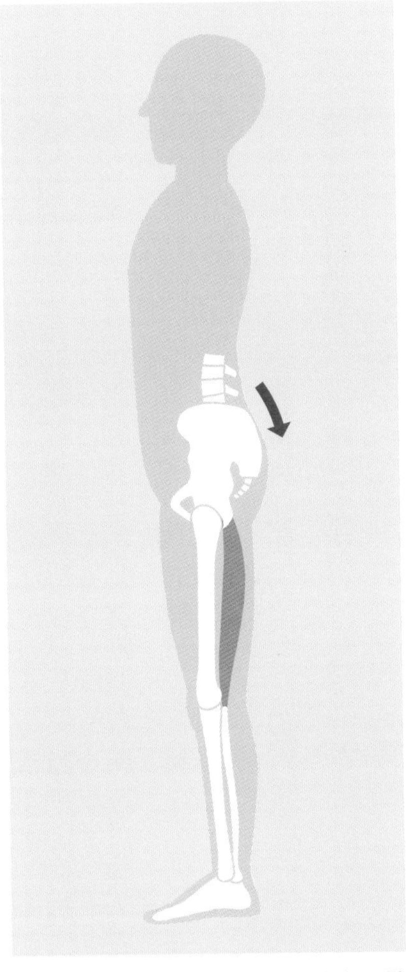

一旦大腿後肌僵硬，骨盆便容易後傾；駝背的人骨盆也會後傾。如此一來，往後拉扯的力道就會變大，使身體不容易往前傾倒，無法做出漂亮的前彎動作。

上半身的姿勢與下半身的柔軟度有關？

做好前彎，可提升肩胛骨的活動力

前文已為大家說明過了，如果前彎做得好、彎得越下去，就能調整骨盆位置。此外，還有一點，也希望大家能先了解一下，那就是骨盆與肩胛骨的關係。

所謂的肩胛骨，就是位於背部上方的左右兩側，呈現三角形的骨頭。在日常生活中，或許並不會感覺到肩胛骨有多重要，但是肩胛骨可說是上半身的骨盆，具有平衡左右姿勢的重要職責。

現在讓大家稍微感受一下骨盆與肩胛骨的連動關係。請將骨盆立起，然後坐下時須使坐骨能完全接觸到椅子。大家是否有感覺在這個動作連動之下，胸部擴展開來，且肩胛骨在背部中央位置產生動作，上半身便挺直了呢？接著放鬆身體，將左右兩側的肩胛骨用力夾緊之後，骨盆竟然自然立起來了呢？同理反推，背部拱起的駝背姿勢，肩胛骨會呈現打開的狀態；這樣一來，骨盆也就無法立起，而會呈現後傾的狀態了；這就是「骨盆與肩胛骨的律動」。前彎彎得下去的人，就能藉由骨盆使肩胛骨維持在正確的狀態，因此上半身的姿勢也會變好。

骨盆與肩胛骨的關係

前彎很厲害的人

大腿後側柔軟

↓

骨盆呈自然前傾狀

↓

肩胛骨會在正確的位置上

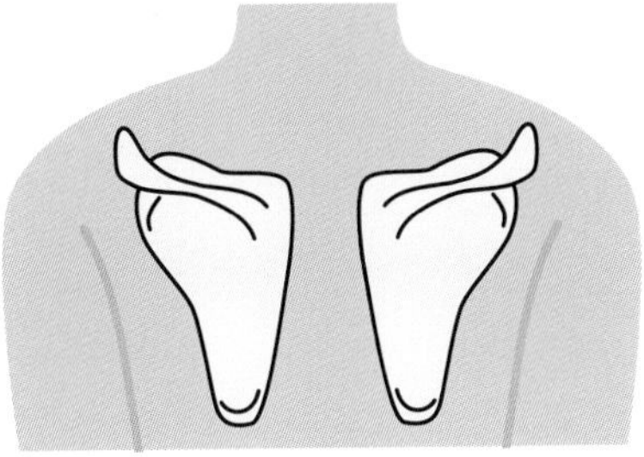

姿勢 ○

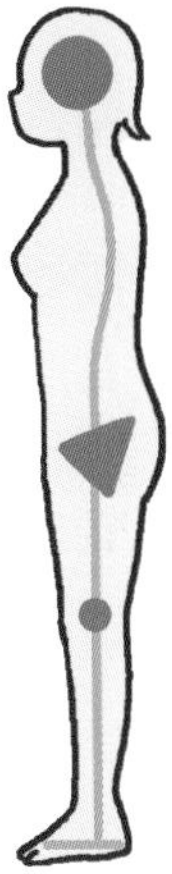

前彎很吃力的人

大腿後側僵硬

↓

骨盆後傾

↓

肩胛骨會分離且上移

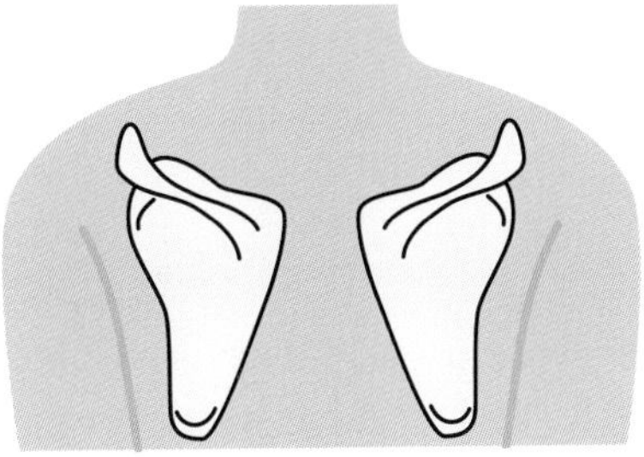

姿勢 ×

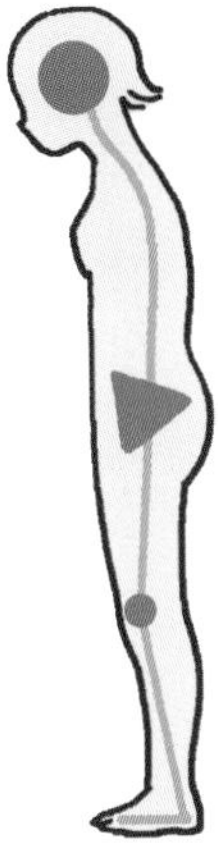

端正姿勢，並改善步行能力

前彎柔軟度好，可以帶來哪些好處？

前彎做得好、彎得越下去，代表你的身體狀態：

- 大腿後側肌肉柔軟。
- 骨盆呈自然前傾狀。
- 背部、臀部的肌肉柔軟，可自由活動。
- 肩胛骨位在正確位置。

除此之外，接著就來具體檢視一下，當你擁有如此優異的前彎柔軟度之後，在健康和體態方面會出現哪些顯而易見的變化與好處呢？

矯正駝背

若大腿後側僵硬，骨盆便容易後傾，如此，與骨盆連動的肩胛骨就會打開，導致容易駝背。反之，一旦大腿後側變柔軟後，骨盆會自然立起，進而改善上半身姿勢，身材看起來也會變好。當外表一改變，周遭人所給予的評價就會轉爲正向。當你變得更喜歡自己之後，人生也會起變化！

走路姿勢變優美

一旦大腿後側僵硬，骨盆就會後傾，走路時膝蓋便無法伸直。於是走路時一定會將重心放在後腳跟上，並將頭部往前傾倒，以取得平衡；這種走路方式常見於高齡者。然而身體僵硬的人，即便年紀輕輕也會出現這種不良的走路姿勢。

而前彎對於改善這種走路姿勢，頗具成效。

不容易跌倒

走路時將腳往前擺出去的動作，與大腿後側和臀部有關。若這兩處的肌肉僵硬，雙腳的擺動能力就會變差。尤其大腿後側僵硬的人，膝蓋無法好好伸展，所以身體會搖晃，進而失去平衡，甚至絆到腳後跌倒的機率也會提高。

然而，當前彎柔軟度提升、臀部及大腿後側變得更柔軟之後，就能減少身體搖晃的情形，雙腳也能抬高，因此可以降低跌倒的風險。

提高步行能力

原則上，老化會先從腳部開始，而前彎是否做得好，將大幅左右步行能力。大腿後側僵硬的話，代表步行能力退化了，於是會出現下述現象：

- 步距變小。
- 走路容易累。
- 無法長距離行走。
- 走路很花時間。
- 走路速度很慢。

反之，提高柔軟度之後，就能擺脫這些現象，提高步行能力，走起路來更輕鬆自在。

事實上，只要花費三周的時間，依照本書所介紹的伸展運動做訓練，就能徹底提升前彎能力，使你每一步走得更順暢，也走得更快。據說有人還因此能夠趕上早晨尖峰時間，原本會來不及的電車！

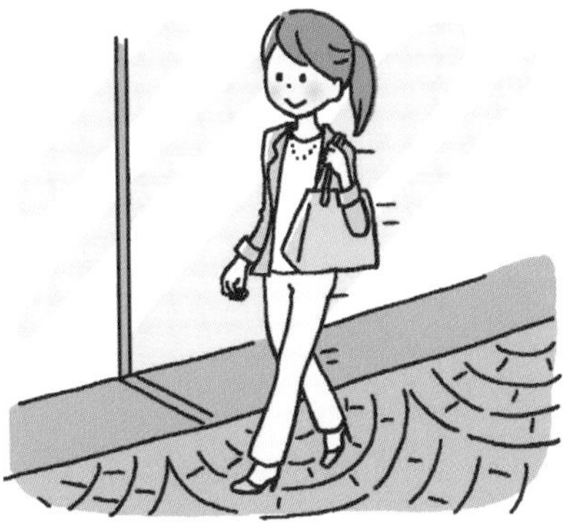

不容易疲勞

前彎變厲害後，爲什麼會不容易疲勞呢？這與姿勢有著密切關聯。人爲什麼可以筆直地站立呢？這是因爲豎脊肌等抗重力肌群，會全體總動員發揮作用，以抵抗重力維持姿勢的關係。

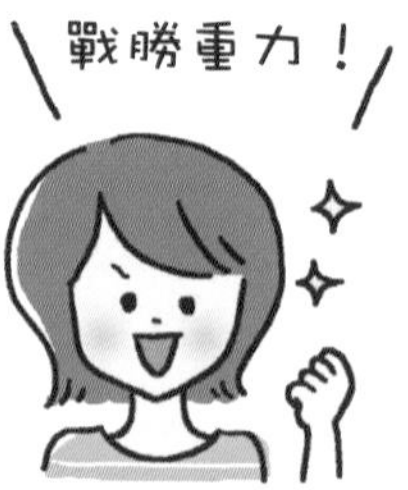

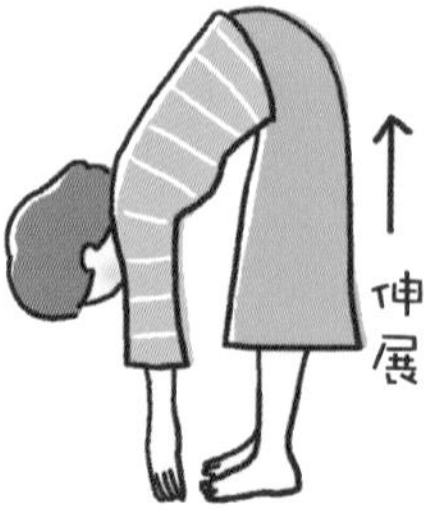

如果能維持正確姿勢，就能有效使用這些肌肉，因此可減少能量消耗；也就是說不容易感到疲勞。與此相反，一旦大腿後側僵硬，姿勢就會變差，於是就會受到重力額外的傷害，其結果就是單單只是站著，也會令人疲憊不堪。而透過前彎能夠呈現正確姿勢的理由，正如前言所述一般。因此，我才會說前彎做得好，有助於打造不易疲勞的身體。

呼吸變順暢

姿勢只要不端正，胸部就會闔起來，導致呼吸變淺。然而，當你的前彎柔軟度變好後，肩胛骨就能充分活動，背部便會挺直，胸部也容易打開，因此呼吸就會變順暢。

只要能夠確實地呼吸，氧氣就能充分供應身體使用，使體內循環獲得改善，進而血液也能充足地被運送至大腦，防止思考力及專注力下降。此外，還能促進末端的血液循環，有助於防止手腳冰冷等症狀。

改善痠痛現象

肌肉會痠痛，血液循環不良是最大主因。如果能透過前彎使臀部及背部肌肉變得柔軟，血液循環也會跟著變好，還能改善肩頸痠痛、背部痠痛等不適症狀。

改善原因不明的症狀

原因不明的症狀，意指找不出原因的身體不適。透過矯正骨盆並改善姿勢，就能調整各種歪斜情形，也能改善頭痛等原因不明的症狀。

預防代謝症候群

身體僵硬容易使人疲累，進而導致排斥活動；這樣一來，消耗熱量就會減少，演變成「多餘的脂肪囤積→肥胖→動一下就累→排斥活動」的惡性循環。反之，只要身體變柔軟，就能阻斷這種不良循環。

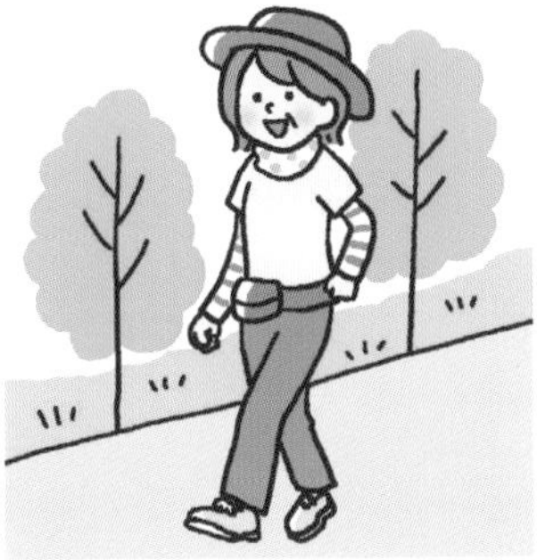

改善膝蓋疼痛

大腿後肌橫跨於膝蓋後側，並從坐骨連接至小腿骨。大腿後肌如果長期維持在僵硬的狀態，膝蓋在屈伸時就會感到負擔，此時若勉強活動就會造成疼痛。

由此可見，如果能提高大腿後肌的柔軟度，就能減輕膝蓋的負擔，讓人可以輕鬆地屈伸膝蓋，活動範圍也就會變大。如此一來，便能擺脫膝蓋疼痛，甚至有助於保護膝蓋的健康。

前彎是鍛鍊身體的前置工作

先提高柔軟度，再進行肌力訓練

先前已爲大家詳細說明前彎的機制以及前彎的健康功效了。前彎做起來不但簡單，而且好處多多，大家想不想馬上來試試看呢？

不過在此之前，我想要先跟各位分享一下我對於鍛鍊身體與健身的觀念。我經常對我的學員說：「在鍛鍊肌肉之前，最重要的就是柔軟度。」

誠如本章一開始介紹過的內容一樣，鍛鍊身體的基礎在於「關節可動範圍＝柔軟度」。想在正確的位置長出肌肉，首先必須培養出一個可活動自如的身體。換句話說，只要提升柔軟度，就能練出具有廣闊可動範圍的身體；而其關鍵便在於以大腿後肌爲主的下半身後側肌肉群。

正在閱讀本書的讀者們，各位的前彎柔軟度等級肯定人人不同。有些人身體硬梆梆，前彎柔軟度只到等級一，但也有人前彎柔軟度高到等級六。無論如何，若你是身

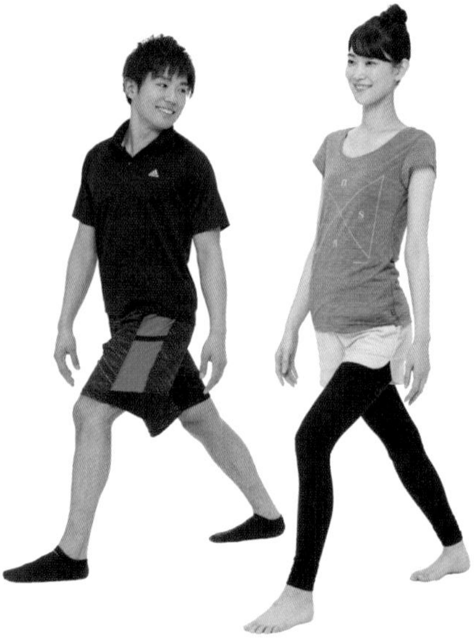

體僵硬的人，請先透過拉筋伸展運動，使肌肉變柔軟，再來進行前彎柔軟度的伸展訓練。

在健身房裡，都能見到許多透過肌力訓練或使用啞鈴負重迅速瘦下來的案例。但在缺乏柔軟度的狀態下鍛鍊身體，不但容易受傷，也無法獲得長久的維持效果。

事實上，不論運動強度高低，即便隨時都能進行的健走也一樣，還是應以提高身體柔軟度爲優先。現在，慢跑運動形成一股熱潮，但是我認爲身體僵硬的人去跑馬拉松，實屬自殺行爲。因爲雙腳須承受體重三到四倍的力量，然而僵硬的肌肉並無法妥善吸收衝擊力道，如此將對膝蓋及髖關節造成極大負擔。

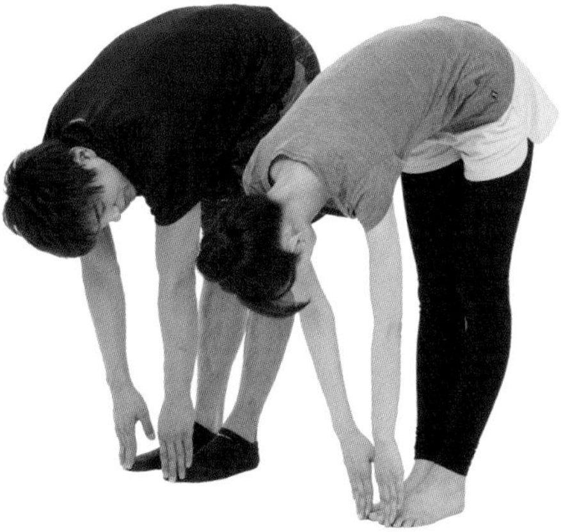

反之，只要提高柔軟度，身體就會自己動起來。

經常有人問我，年紀大的人也有辦法使肌肉變柔軟嗎？答案是「當然可以」。

究竟該如何提高前彎能力呢？下一章將爲大家介紹具體的伸展訓練方法，一起來試試吧！

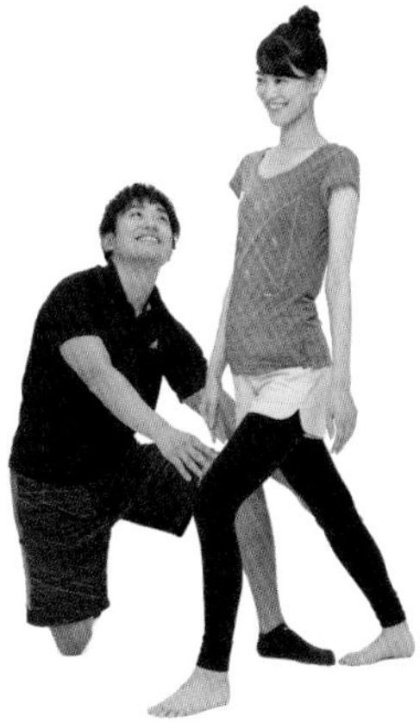

column 1

膝蓋是「關節被害者」；大腿後肌則是「肌肉被害者」

膝蓋屬於容易引發韌帶損傷等傷害的部位，這種傷害經常會出現在籃球選手這類，需要突然改變活動方向的運動。因為此時髖關節會轉向外側，腳踝則會轉向內側，而膝蓋就像擰抹布一樣，呈現被扭轉的狀態。正確來說，並不是膝蓋天生不夠強健，而是遭受傷害，才會導致受損的結果。

前彎的關鍵部位在大腿後肌，也和膝蓋一樣屬於肌肉方面的被害者。大腿後肌存在於臀部及背部等大塊肌肉與小腿肚的肌肉之間，因此不可能只有大腿後肌變硬，背部、臀部、小腿肚的肌肉卻是柔軟的狀態。所以當背部、臀部、小腿肚的肌肉變僵硬之後，最終也會致使大腿後肌無法活動，變得硬梆梆的，反之亦是如此。

為了避免身體出現「相互被害者」的出現，切記不能聚焦在局部的骨骼或肌肉的柔軟度提升，而要關注全身上下，才能徹底避免運動傷害的出現。

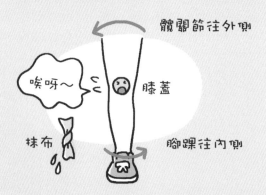

PART

2

針對各種前彎柔軟度等級，1個月提高「前彎能力」的伸展訓練

只要你願意，每個人都能讓自己的身體比過去更佳柔軟。
本章將針對各種柔軟度等級，介紹不同的伸展訓練運動，
並提供「1 個月提升前彎柔軟度」的訓練計畫，請大家務必試試看！

想提升前彎能力，先放鬆肌肉

現在，終於要進入提高前彎柔軟度的實踐篇了。提高前彎能力的步驟如下所述：

①放鬆肌肉。
②伸展肌肉＝做伸展運動。
③鍛鍊肌肉＝做肌力訓練。

無論你在本書開頭所檢測出來的前彎柔軟度等級為何，首先，請從放鬆肌肉開始做起。肌肉具有搖晃即會鬆弛的特性，所以第一步只要透過小力輕跳的腳趾跳躍，就能放鬆肌肉。然後再針對大腿後側進行單腳前彎——這兩個動作就是希望大家能每天進行，以提升前彎能力的每日暖身操（請參閱三十四頁）。

接著，則要透過伸展運動進行與前彎動作有關的各種肌肉訓練，且會針對不同的前彎柔軟度等級介紹適合的伸展運動，請大家務必跟著做看看。

最後是肌力訓練。在柔軟度還很差的時候（等級一至等級三），會著重在伸展運動，待提升至某個等級後（達到等級四即可），再接著進行肌力訓練，比較妥當。

迅速提升前彎柔軟度的 3 步驟

STEP 1

放鬆肌肉

不論你的前彎柔軟度是哪個等級，都要做 P.34 ～ 35 的每日暖身操。尚未養成運動習慣的人，請先持續做每日暖身操約 1 周的時間。每日暖身操也能作為伸展前的暖身運動。

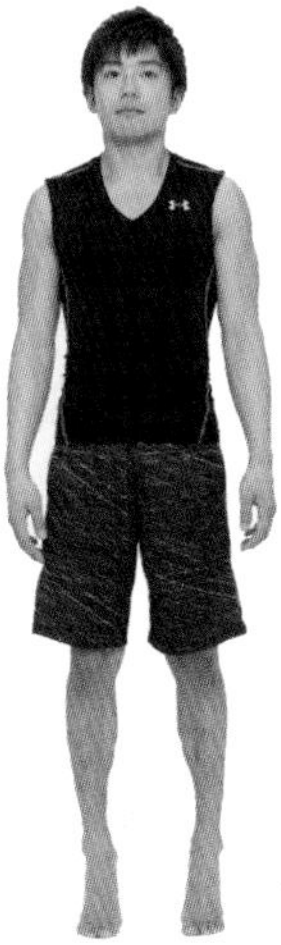

STEP 2

做伸展運動

從 P.38 起，會依照不同的前彎柔軟度等級介紹各式伸展運動。此外，也會針對與前彎有關的各種肌肉設計不同動作，例如上半身伸展等。每一種伸展運動皆可天天進行。

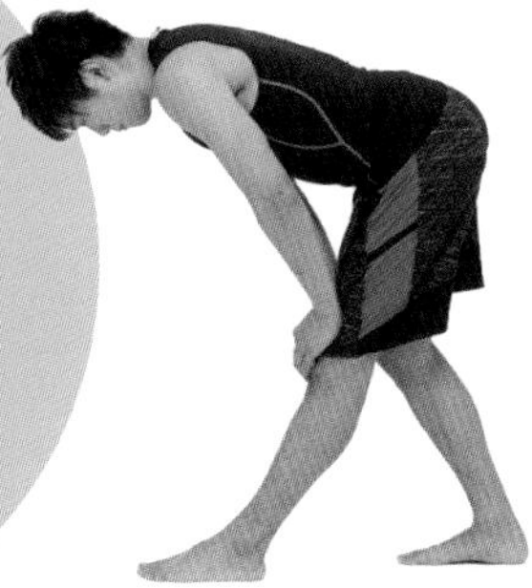

STEP 3

做肌力訓練

想要打造出充滿彈性的身體，一定要做肌力訓練，但建議前彎柔軟度等級 4 以上的人再進行。等級 3 以下的人，請專心做伸展運動，待柔軟度提升後，再開始做肌力訓練。

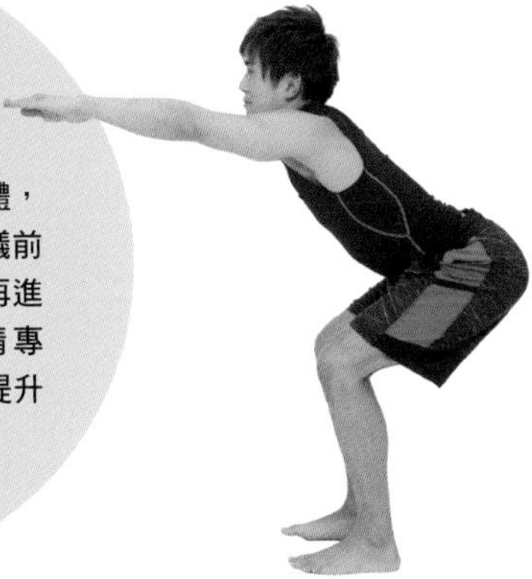

上半身的柔軟度，也會影響前彎能力

後彎

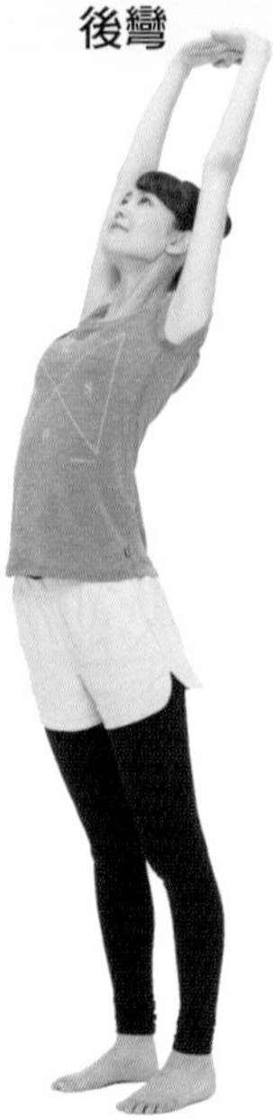

將身體往後彎曲的運動。主要伸展腹部肌肉，也會使用到脊椎周圍和臀部的肌肉。

前彎

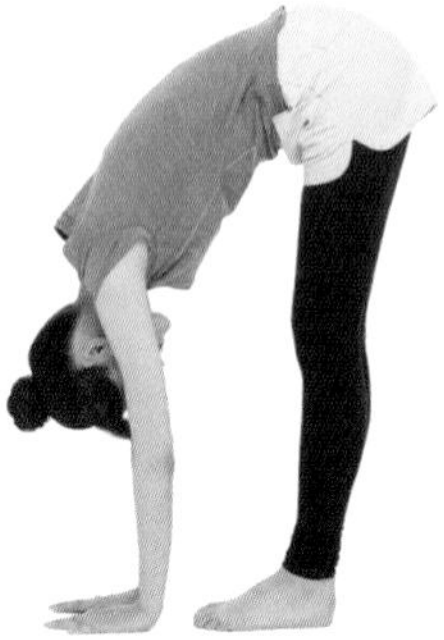

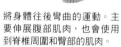

往前彎曲的運動。主要使用到豎脊肌、臀大肌、大腿後肌等肌肉。

想要提升前彎能力，主要必須使身體後側的肌肉變柔軟。話雖如此，也不是單靠後側肌肉伸展就行了。此外，雖然大腿後肌的柔軟度是關鍵所在，但是並非單純提高下半身的柔軟度即可。

事實上，將身體往前彎曲，後側就會伸展；也就是說，身體只要一方鬆弛，另一方就會緊繃。由此可見，身體是連動的。

因此，前彎時不能單靠身體後側，切記還要伸展前側肌肉，所以也需要同步提升上半身的柔軟度。而提升前彎能力時不可或缺的背部、身體側邊，以及扭轉腹部的伸展運

旋轉

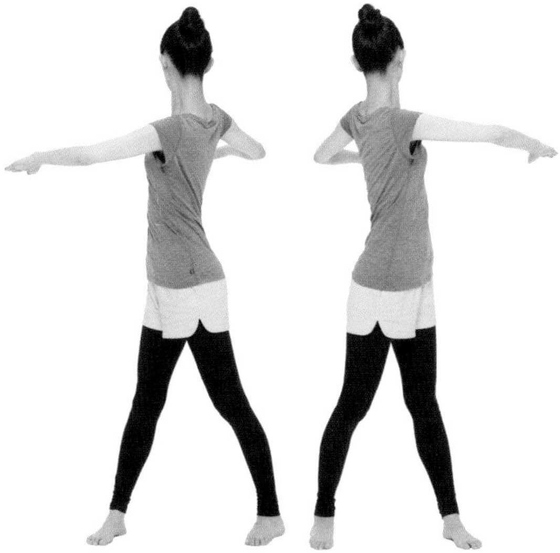

將身體往左右兩側扭轉的運動。主要使用到腹斜肌。

側彎

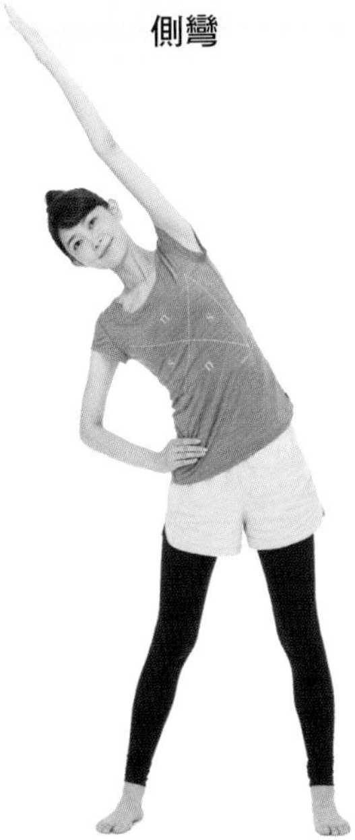

將上半身往側邊傾倒的運動。使用到腹肌、豎脊肌等肌肉。

動，道理便在於此。

人體可以往東南西北不同的方向活動，而大致來說可分成三種動作：

- 前、後方向的動作（前彎與後彎）。
- 橫向的動作（側彎）。
- 扭轉的動作（旋轉）。

前彎屬於往前的動作，但是進行後彎、側彎、旋轉這些動作時，也能同步改善前彎動作的好壞。

人體是立體的，所以當你打算進行一種運動時，當中就會內含各式各樣的動作。

舉例來說，投擲這個動作，就是由旋轉與往前、往後的動作相互配合所組成。請大家記住，基本上，人體做出一個動作時，都必須由三個動作相輔相乘才得以成立。

每天都要做一下的日常運動
放鬆肌肉的每日暖身操

腳尖跳躍

1

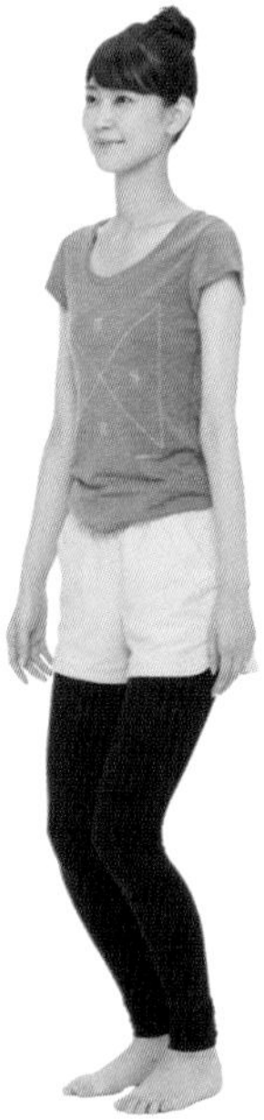

肩膀放鬆，背部挺直後站好，雙腳腳底確實踩在地板上。雙手放在身體兩側，臉部朝向前方。

2

腳尖維持踩在地板上的狀態，用 8 拍的節奏，數「1、2、3、4、5、6、7、8」、「1、2、……」並小力輕跳離地。

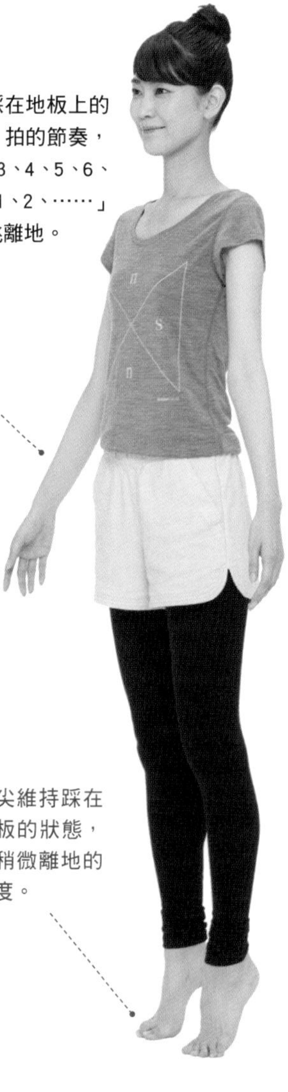

手部放鬆。

腳尖維持踩在地板的狀態，或稍微離地的程度。

進行次數

8 拍 × 8
跳躍 64 次

單腳前彎

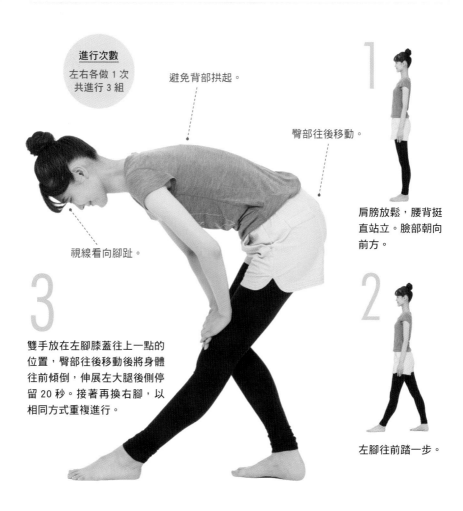

進行次數
左右各做 1 次
共進行 3 組

避免背部拱起。

臀部往後移動。

視線看向腳趾。

3

雙手放在左腳膝蓋往上一點的位置，臀部往後移動後將身體往前傾倒，伸展左大腿後側停留 20 秒。接著再換右腳，以相同方式重複進行。

1

肩膀放鬆，腰背挺直站立。臉部朝向前方。

2

左腳往前踏一步。

簡易版

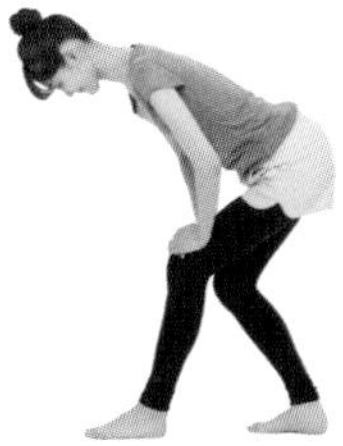

這個動作做起來吃力的人，建議將踏出去的那隻腳彎曲，做起來會比較輕鬆些。將臀部再往後移動，同樣能有效伸展大腿後側。

進階版

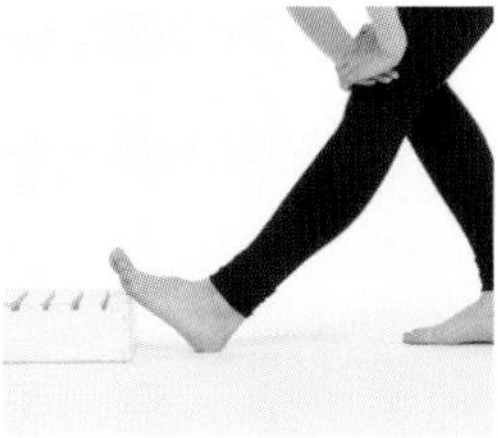

如果這個動作太簡單，可以利用高 15 ～ 20 公分的踏台，將踏出去的那隻腳腳尖放在踏台上進行，可提高運動強度，使大腿後側伸展得更開。

不同等級的前彎訓練計畫

循序漸進！依前彎柔軟度分級訓練

養成做每日暖身操的習慣後，馬上來爲大家介紹適合不同等級的前彎訓練計畫。

做訓練時，注意事項如上述所示。請注意姿勢是否正確，而不要以次數爲優先。此外，每次伸展應維持二十秒的時間。大家可能會覺得時間有點長，但是這樣才能確實達到伸展效果，因此請務必遵守這些原則。

從三十八頁起，將區分成前彎柔軟度等級一至等級六，爲各位介紹適合的伸展訓練運動。頁數參閱方式如左頁所示。現在就從檢測自己的前彎柔軟度（參閱四至五頁進行檢測）開始做起吧！

進行運動時的原則

姿勢比次數更重要

每次伸展應維持 20 秒

運動過程中不要憋氣

利用每日暖身操放鬆肌肉

不同前彎柔軟度等級的使用方法

標示伸展時，主要會使用到的肌肉部位。

說明你現在的前彎柔軟度為何，並提供運動建議

依據前彎柔軟度等級，解說目前的身體狀態，並讓讀者了解自身臀部、背部、大腿後側、小腿等肌肉的柔軟度如何。此外也會提醒日常生活中應留意的地方，並提供運動時的建議。

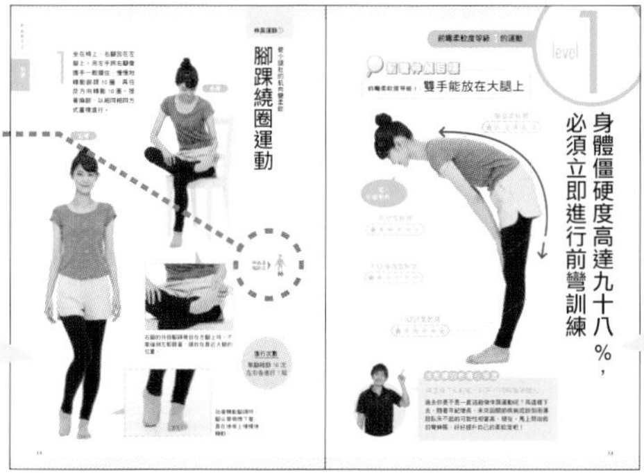

建議進行的伸展運動

每個等級會介紹 3 ～ 4 種伸展運動，這些運動都能放鬆前彎時會使用到的關鍵肌肉。此外，還會介紹運動重點和進行次數。大家可隨意進行任何一種伸展運動，但若是所有的伸展運動都想做做看時，請依照書中的順序進行，避免受傷。

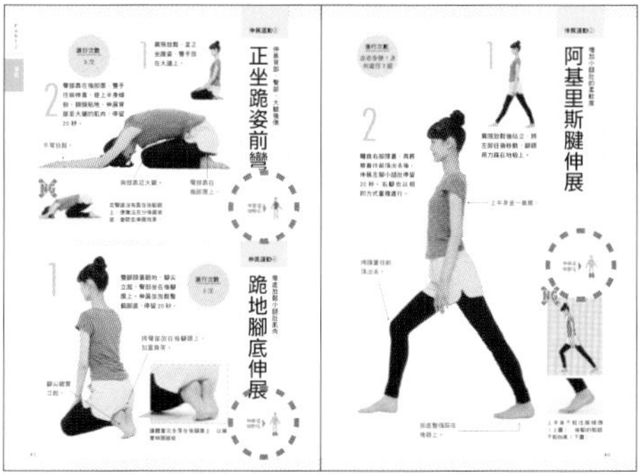

提升前彎等級的 1 個月訓練計畫

介紹晉級至下一個前彎柔軟度等級的 1 個月訓練計畫。每周的運動都會有所變化，避免讓大家在運動時感到無聊。此外針對等級 1 至等級 3 的人，第 1 周會從每日暖身操開始做起，讓身體先習慣運動。

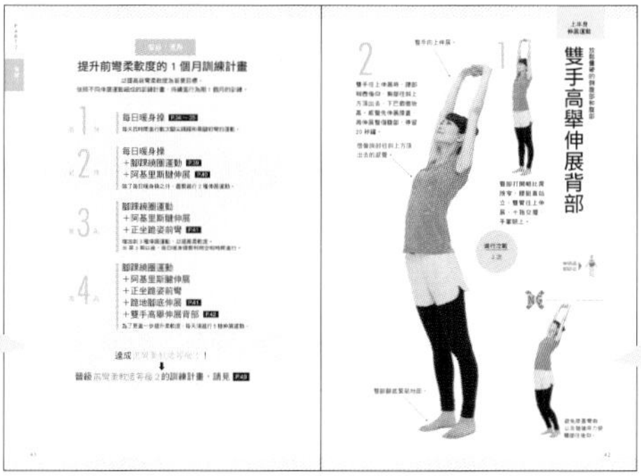

建議進行的上半身伸展運動

介紹能放鬆上半身肌肉的伸展運動。藉由活動上半身的肌肉，可改善前彎時會使用到的肌肉活動情形，使前彎變得更輕而易舉。

前彎柔軟度等級 1 的運動

level 1

前彎伸展目標

前彎柔軟度等級 1：**雙手能放在大腿上**

身體僵硬度高達九十八%，必須立即進行前彎訓練

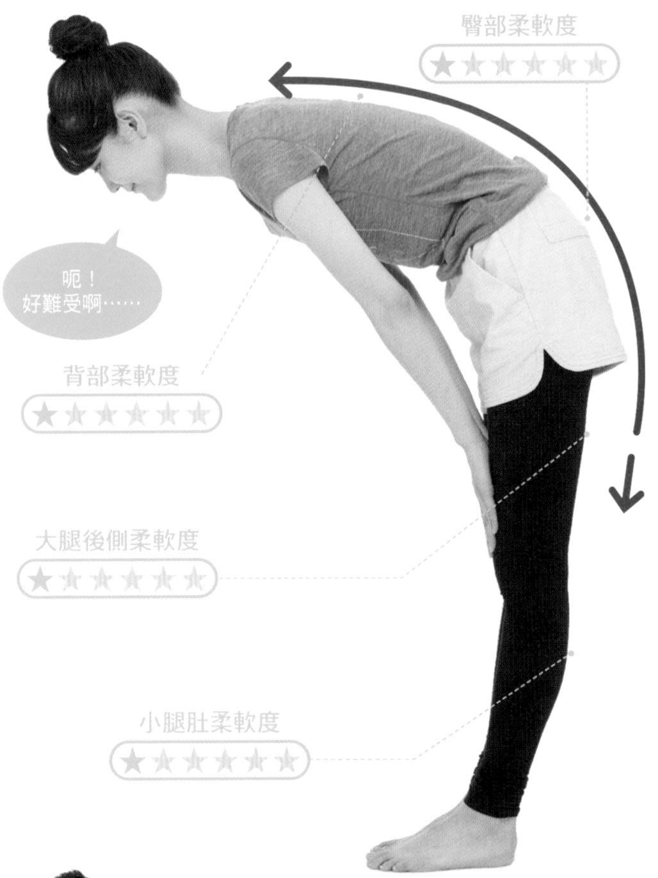
臀部柔軟度
★★★★★★
呃！
好難受啊……
背部柔軟度
★★★★★★
大腿後側柔軟度
★★★★★★
小腿肚柔軟度
★★★★★★

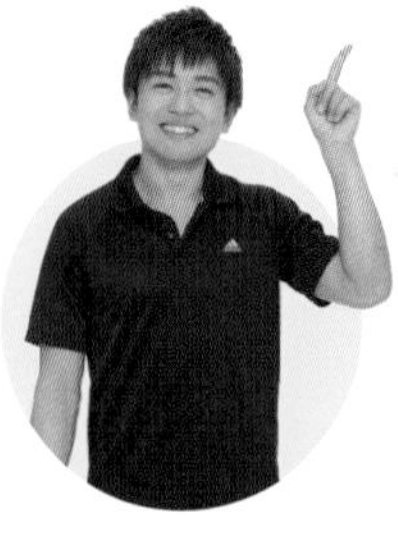

谷教練的前彎小學堂

再這樣下去的話，臥床不起的風險極大

過去你是不是一直逃避做伸展運動呢？再這樣下去，隨著年紀增長，未來因關節疾病或跌倒而導致臥床不起的可能性相當高。現在，馬上開始做前彎伸展，好好提升自己的柔軟度吧！

腳踝繞圈運動

使小腿肚的肌肉變柔軟

1 坐在椅上，右腳放在左腳上。用左手將右腳像握手一般握住，慢慢地轉動腳踝 10 圈，再往反方向轉動 10 圈。接著換腳，以相同相同方式重複進行。

坐著

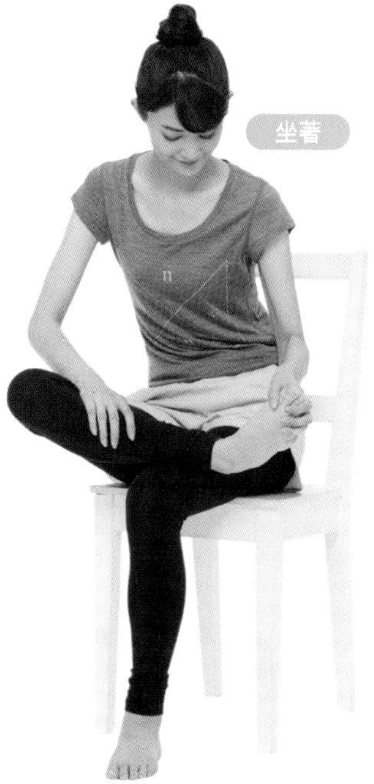

站著

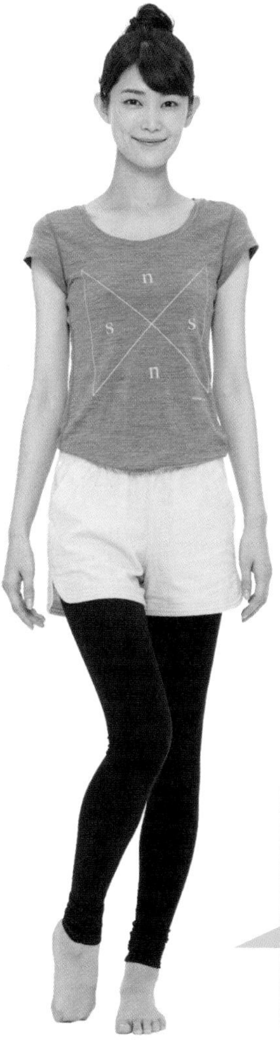

伸展這個部位

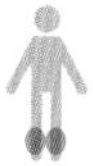

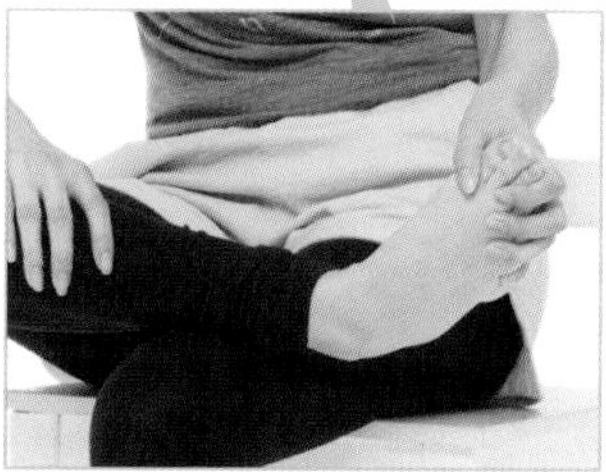

右腳的外側腳踝骨放在左腳上時，不能碰到左腳膝蓋，請放在靠近大腿的位置。

進行次數

單腳轉動 10 次
左右各進行 1 組

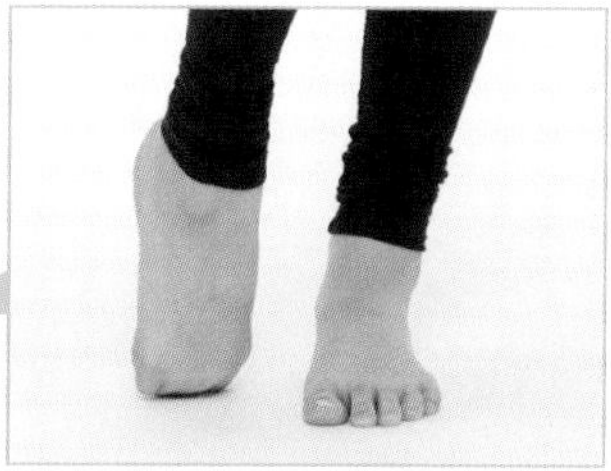

站著轉動腳踝時，腳尖要稍微下壓，靠在地板上慢慢地轉動。

阿基里斯腱伸展

增加小腿肚的柔軟度

進行次數

左右各做 1 次
共進行 3 組

伸展這個部位

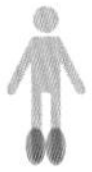

1

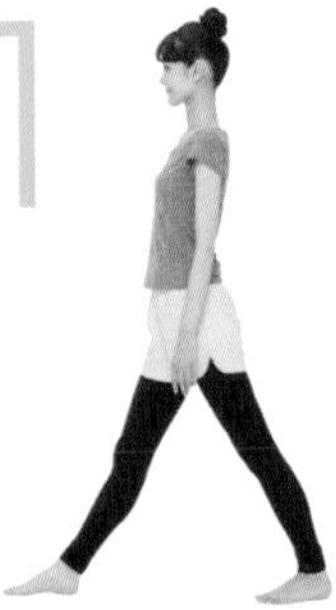

肩膀放鬆後站立，將左腳往後移動，腳跟用力踩在地板上。

2

彎曲右腳膝蓋，再將膝蓋往前頂出去後，伸展左腳小腿肚停留 20 秒。右腳也以相同方式重複進行。

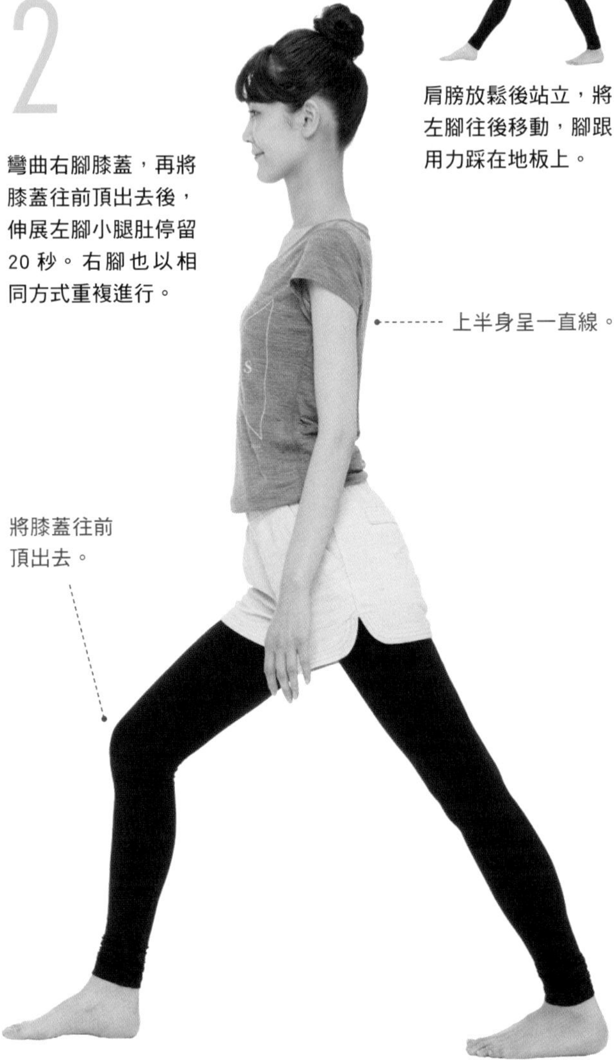

上半身呈一直線。

將膝蓋往前頂出去。

腳底整個踩在地板上。

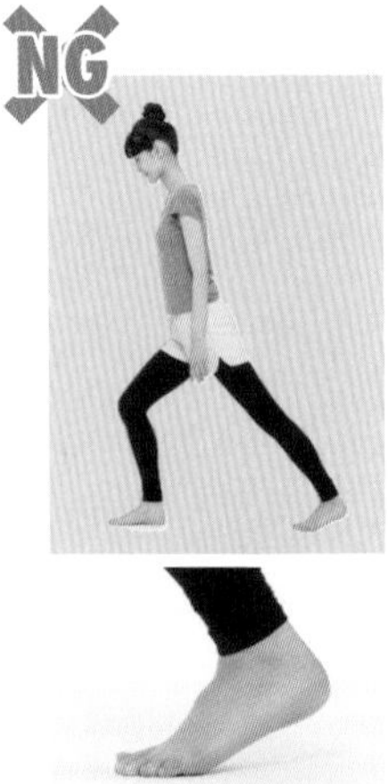

上半身不能往前傾倒（上圖）；後腳的腳跟不能抬高（下圖）。

伸展運動③

正坐跪姿前彎

伸展背部、臀部、大腿後側

進行次數
3 次

1 肩膀放鬆，呈正坐跪姿，雙手放在大腿上。

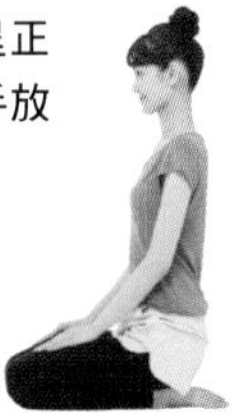

2 臀部靠在後腳跟，雙手往前伸直，使上半身傾倒，額頭貼地，伸展背部至大腿的肌肉，停留 20 秒。

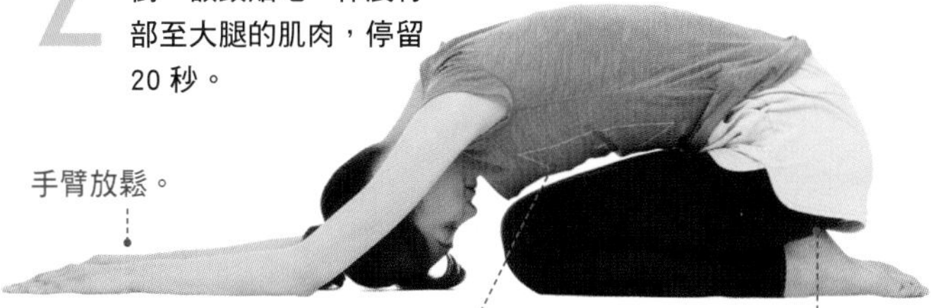

手臂放鬆。

胸部靠近大腿。

臀部靠在後腳跟上。

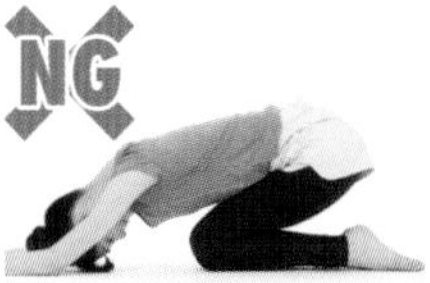

若臀部沒有靠在後腳跟上，便無法充分伸展背部，會降低伸展效果。

伸展這個部位

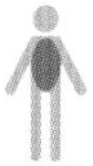

伸展運動④

跪地腳底伸展

徹底放鬆小腿肚肌肉

1 雙腳膝蓋跪地，腳尖立起，臀部坐在後腳跟上。伸展並放鬆整個腳底，停留 20 秒。

進行次數
3 次

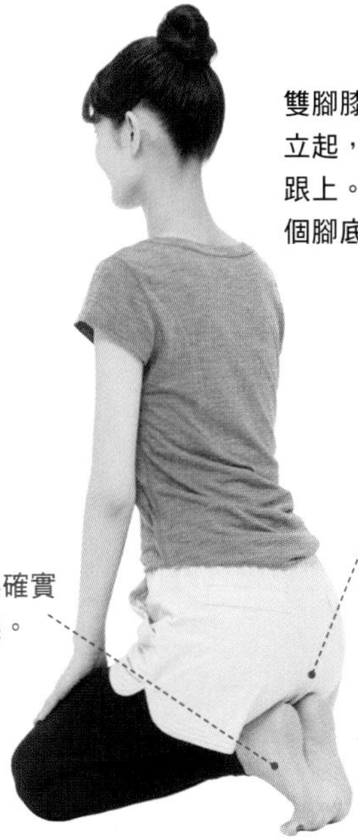

將臀部放在後腳跟上，加重負荷。

腳尖確實立起。

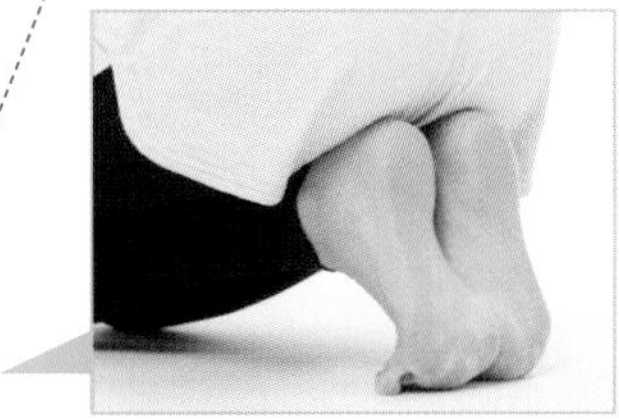

讓體重完全落在後腳跟上，以確實伸展腳底。

伸展這個部位

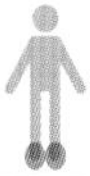

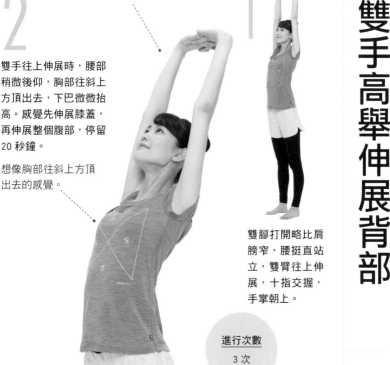

雙手高舉伸展背部

放鬆僵硬的側腹部和腹部

1

雙腳打開略比肩膀窄，腰挺直站立，雙臂往上伸展，十指交握，手掌朝上。

2

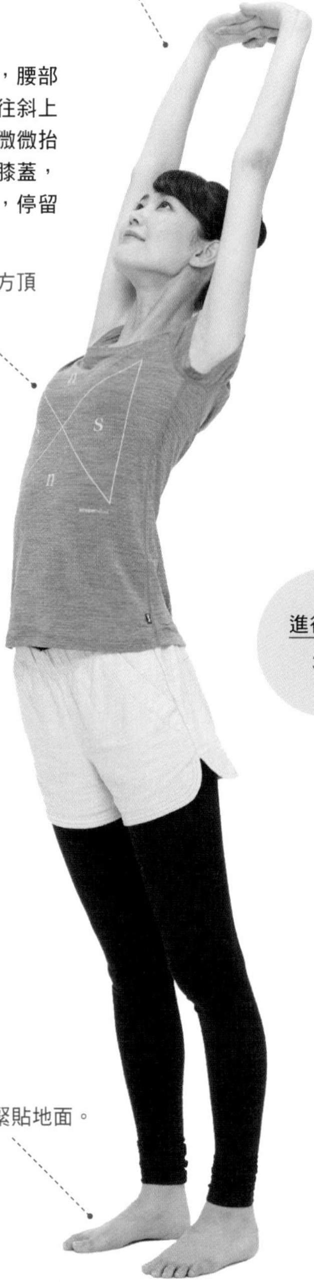

雙手往上伸展時，腰部稍微後仰，胸部往斜上方頂出去，下巴微微抬高。感覺先伸展膝蓋，再伸展整個腹部，停留 20 秒鐘。

雙手向上伸展。

想像胸部往斜上方頂出去的感覺。

雙腳腳底緊貼地面。

進行次數

3 次

伸展這個部位

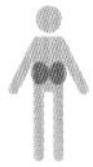

NG

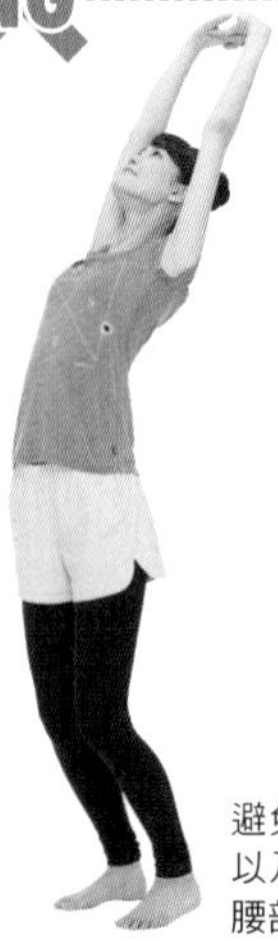

避免膝蓋彎曲，以及勉強用力使腰部往後仰。

等級 1 適用

提升前彎柔軟度的 1 個月訓練計畫

以提高前彎柔軟度為首要目標。
依照不同伸展運動組成的訓練計畫，持續進行為期 1 個月的訓練。

第 1 周

每日暖身操 P.34～35

每天找時間進行數次腳尖跳躍和單腳前彎的運動。

第 2 周

每日暖身操
＋腳踝繞圈運動 P.39
＋阿基里斯腱伸展 P.40

除了每日暖身操之外，還要進行 2 種伸展運動。

第 3 周

腳踝繞圈運動
＋阿基里斯腱伸展
＋正坐跪姿前彎 P.41

增加到 3 種伸展運動，以提高柔軟度。
※ 第 3 周以後，每日暖身操要利用空暇時間進行。

第 4 周

腳踝繞圈運動
＋阿基里斯腱伸展
＋正坐跪姿前彎
＋跪地腳底伸展 P.41
＋雙手高舉伸展背部 P.42

為了更進一步提升柔軟度，每天須進行 5 種伸展運動。

達成前彎柔軟度等級 1 ！

⬇

晉級前彎柔軟度等級 2 的訓練計畫，請見 P.49

前彎柔軟度等級 2 的運動

level 2

前彎伸展目標

前彎柔軟度等級 2：**雙手能放在膝蓋上**

伸展運動要天天進行，讓肌肉習慣被伸展的感覺

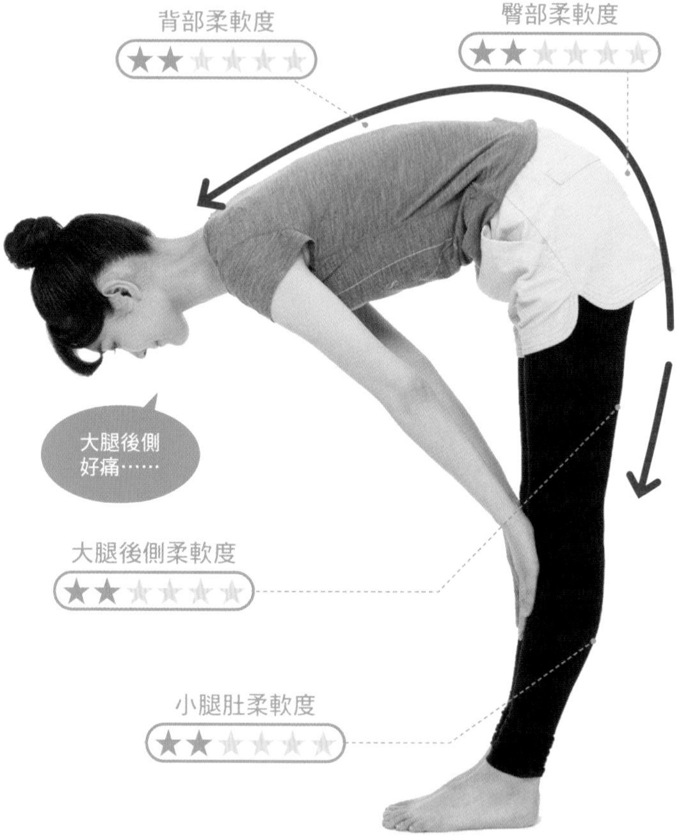
背部柔軟度
臀部柔軟度
大腿後側
好痛……
大腿後側柔軟度
小腿肚柔軟度

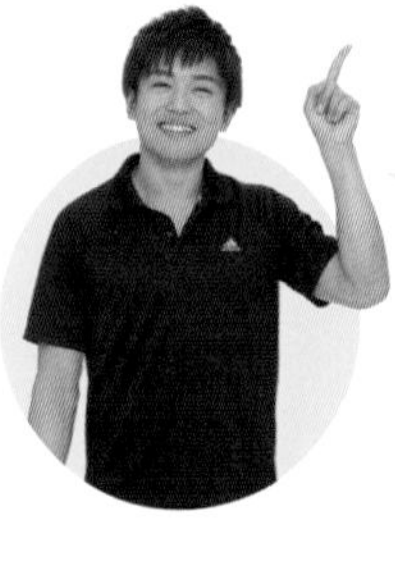

谷教練的前彎小學堂

**你的身體相當僵硬，
正常來說會覺得前彎很難彎下去**

或許你已經深受腰痛或肩膀痠痛所苦了吧？想要改善並預防這些症狀，請開始養成每日伸展的習慣，尤其應將重點放在難以伸展的部位。

伸展運動①

坐姿比目魚肌伸展

放鬆小腿肚上方

伸展這個部位 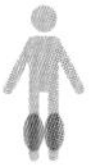

進行次數
左右各做 1 次
共進行 3 組

1
坐姿，將左腳膝蓋立起，再將背部挺直，肩膀放鬆，雙手輕輕地放在左腳膝蓋上。

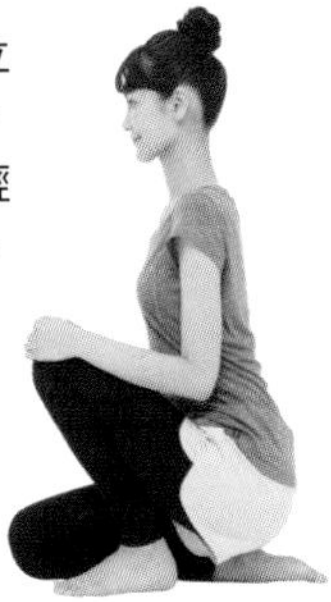

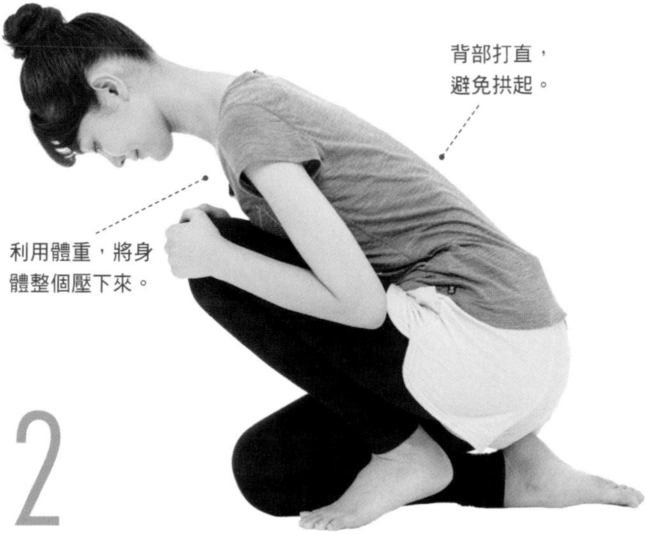

背部打直，避免拱起。

利用體重，將身體整個壓下來。

2
左腳後腳跟抬高，將胸部靠近左大腿，再讓體重壓下來，伸展左腳小腿肚 20 秒鐘。另一隻腳也依照相同方式進行。

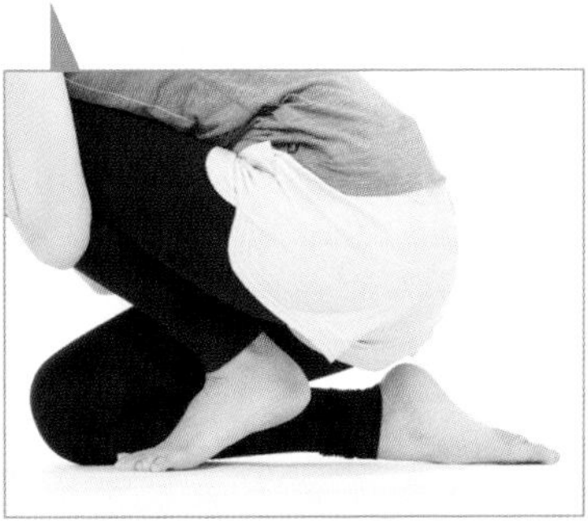

立起的那隻腳，腳尖踩在地板上，後腳跟稍微抬高；這樣會比後腳跟直接踩在地板上，更能使小腿肚充分伸展開來。

簡易版

後腳跟踩在地上，雙手手掌貼地，再伸展左腳小腿肚，會比較輕鬆。

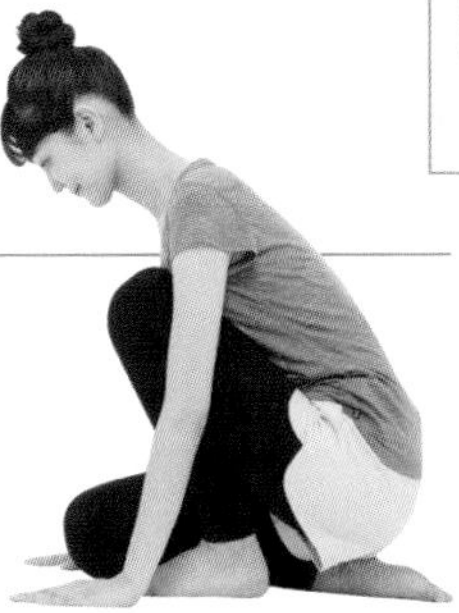

坐姿屈膝臀部伸展

徹底放鬆屁股根部的肌肉

1

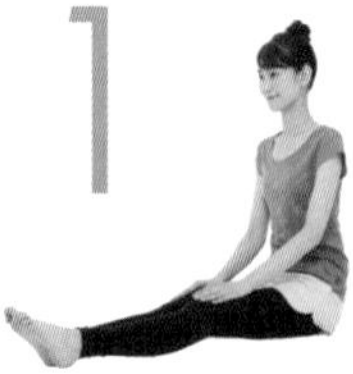

坐姿，雙腳伸直，肩膀放鬆。

2

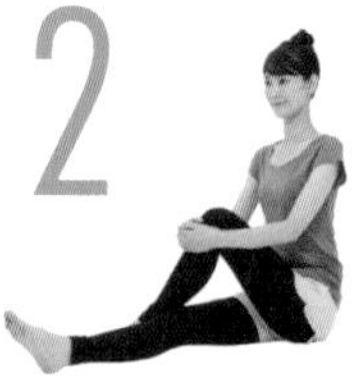

左腳膝蓋彎曲，跨越右腳至右側與右腳交叉。

3

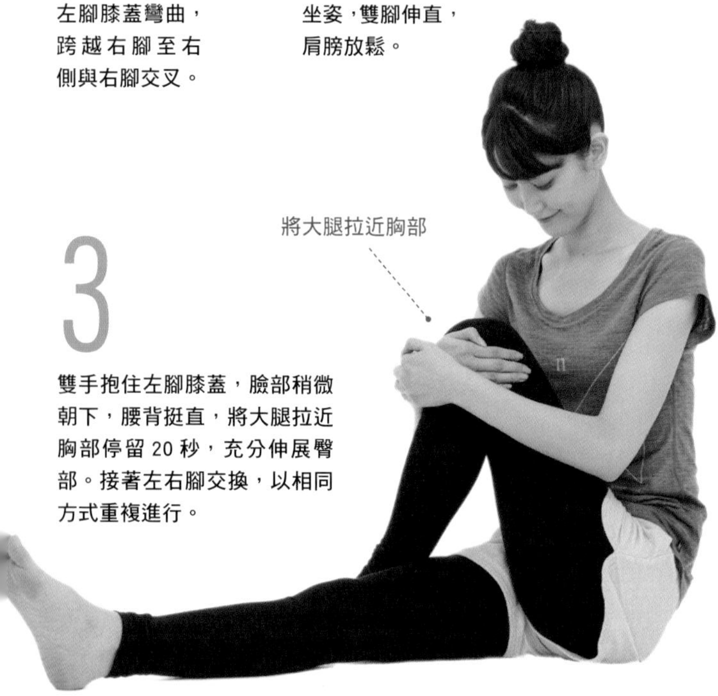

雙手抱住左腳膝蓋，臉部稍微朝下，腰背挺直，將大腿拉近胸部停留 20 秒，充分伸展臀部。接著左右腳交換，以相同方式重複進行。

伸展這個部位

進行次數

左右各做 1 次
共進行 3 組

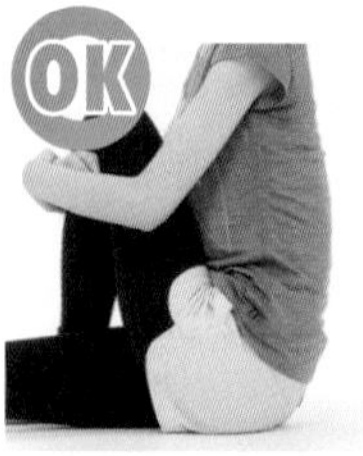

保持臀部緊貼地面伸展，效果更佳。

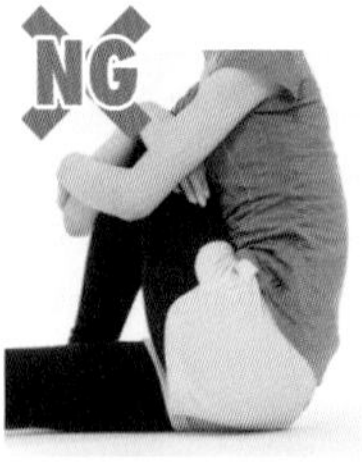

若臀部抬高，肌肉便無法充分伸展開來。

進階版

右腳彎曲，讓右腳後腳跟靠近臀部，用雙手抱住膝蓋，將大腿拉近胸部後停留 20 秒。

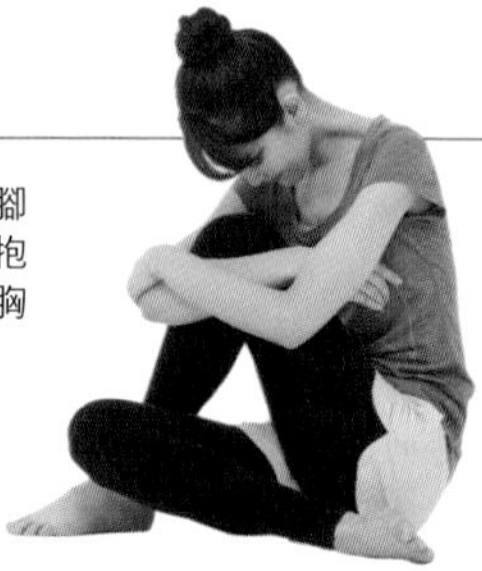

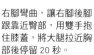

伸展運動③

單腳站立拉腳

使大腿後側肌肉更容易伸展

1

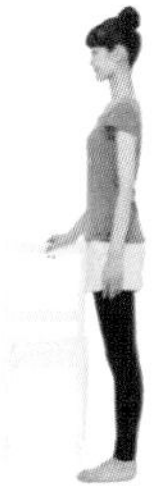

站姿，右手放在椅背上，肩膀放鬆。

2

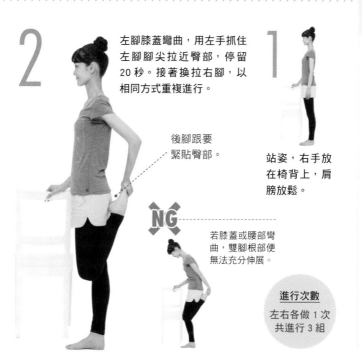

左腳膝蓋彎曲，用左手抓住左腳腳尖拉近臀部，停留 20 秒。接著換拉右腳，以相同方式重複進行。

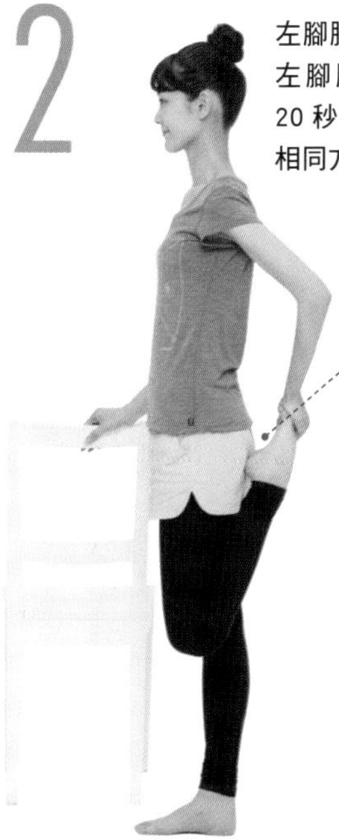

後腳跟要緊貼臀部。

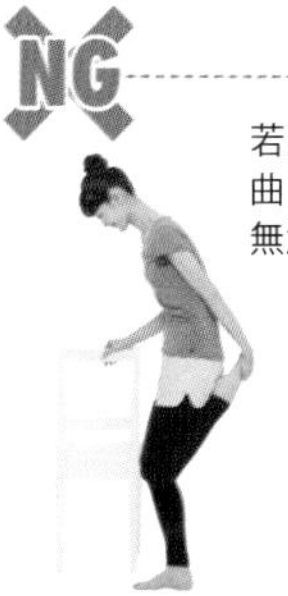

若膝蓋或腰部彎曲，雙腳根部便無法充分伸展。

進行次數

左右各做 1 次
共進行 3 組

伸展這個部位（正面）

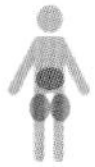

伸展運動④

下腰膝蓋伸展

提升臀部和大腿後側的柔軟度

1

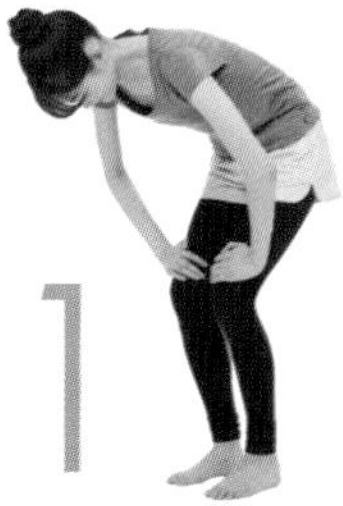

站姿，雙腳靠攏後膝蓋微彎，雙手輕放在距離膝蓋稍高的位置。

2

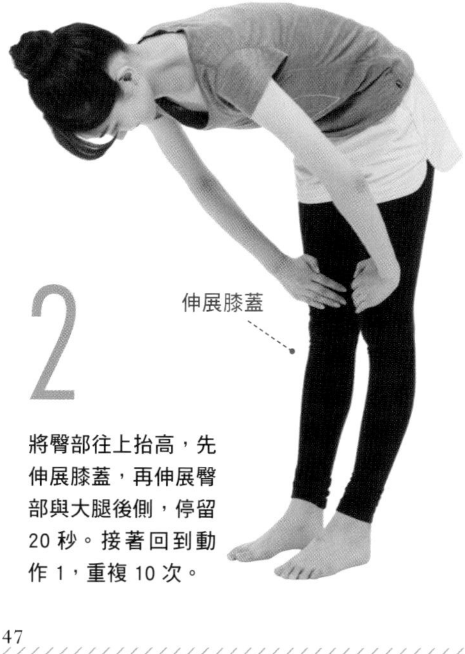

伸展膝蓋

將臀部往上抬高，先伸展膝蓋，再伸展臀部與大腿後側，停留 20 秒。接著回到動作 1，重複 10 次。

進行次數

10 次

伸展這個部位

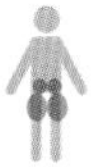

單手向上左右側彎

放鬆側腹部至背部的肌肉

伸展這個部位

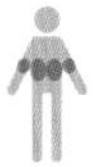

進行次數

左右各做 1 次
共進行 3 組

1

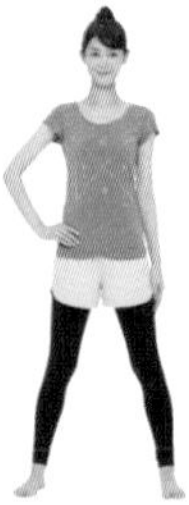

雙腳打開比肩更寬站立，右手插腰。

2

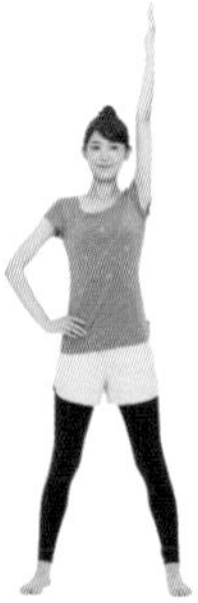

雙腳腳跟確實貼地，左手向上伸直。

3

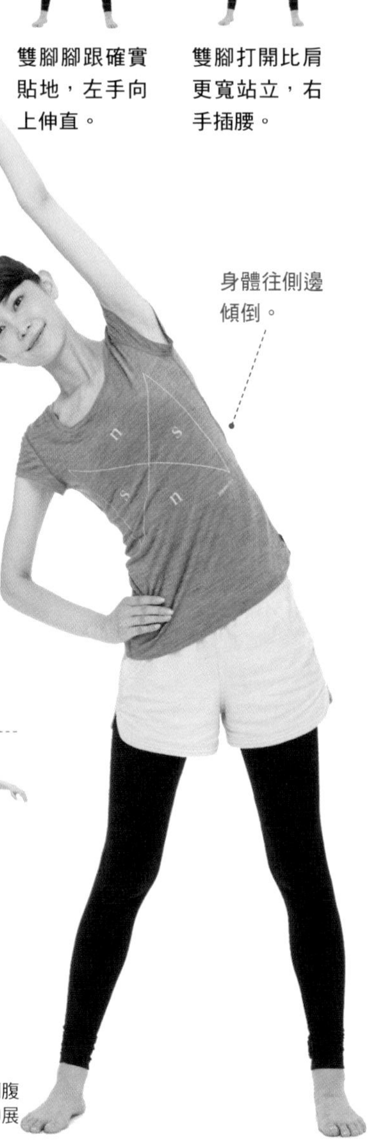

想像手臂往斜上方伸展的感覺。

身體往側邊傾倒。

左手往斜上方伸直，再將身體往右側傾倒，充分伸展左側腹，停留 20 秒。再換右手伸直，以相同方式重複進行。

NG

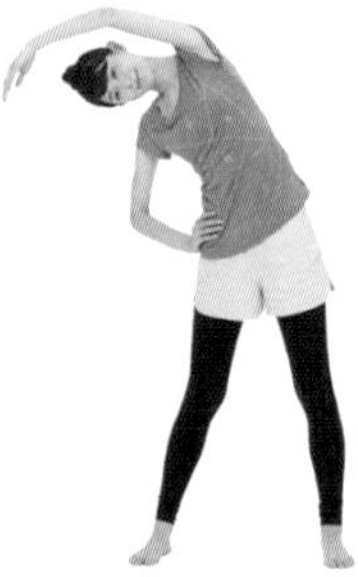

如果是側腹部僵硬的人，進行時上半身會往前傾倒，需特別留意。

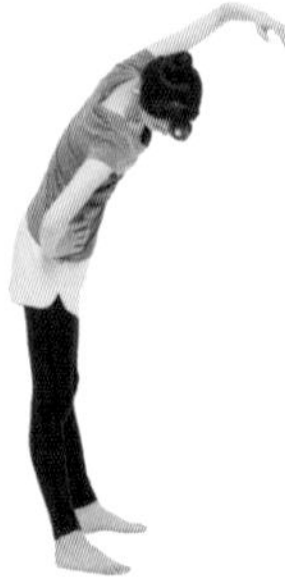

若手臂彎曲，側腹部便無法充分伸展開來。

等級 2 適用

提升前彎柔軟度的 1 個月訓練計畫

以提高前彎柔軟度為首要目標。
依照不同伸展運動組成的訓練計畫，持續進行為期 1 個月的訓練。

第1周

每日暖身操 P.34～35

每天找時間進行數次腳尖跳躍及單腳前彎的運動。

第2周

每日暖身操
＋坐姿比目魚肌伸展 P.45
＋坐姿屈膝臀部伸展 P.46

除了每日暖身操之外，還要進行 2 種伸展運動。

第3周

坐姿比目魚肌伸展
＋坐姿屈膝臀部伸展
＋單腳站立拉腳 P.47

增加到 3 種伸展運動，以提高柔軟度。
※ 第 3 周以後，每日暖身操要利用空暇時間進行。

第4周

坐姿比目魚肌伸展
＋坐姿屈膝臀部伸展
＋單腳站立拉腳
＋下腰膝蓋伸展 P.47
＋單手向上左右側彎 P.48

為了更進一步提升柔軟度，每天須進行 5 種伸展操。

達成前彎柔軟度等級 2 ！

⬇

晉級前彎柔軟度等級 3 的訓練計畫，請見 P.55

前彎柔軟度等級 3 的運動

level 3

再努力點就能達到平均水準，身體會漸漸愛上前彎的感覺！

前彎伸展目標

前彎柔軟度等級 3：**雙手能放在小腿上**

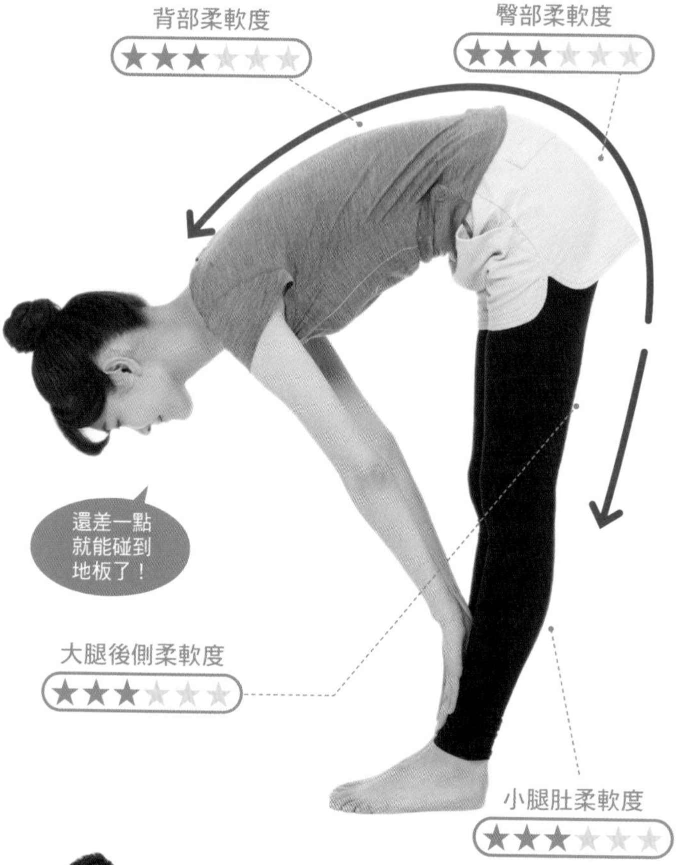
背部柔軟度
臀部柔軟度
還差一點就能碰到地板了！
大腿後側柔軟度
小腿肚柔軟度

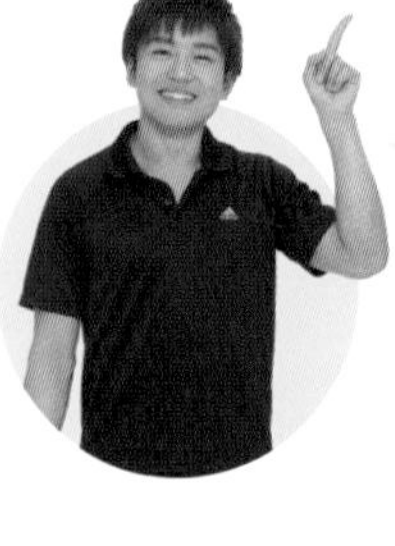

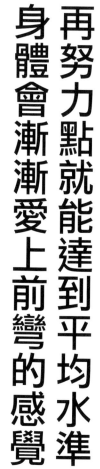

谷教練的前彎小學堂

還差一點就能跨越門檻了，不要放棄！

此時身體還缺少一點柔軟度。現在你或許仍會覺得前彎很吃力，但是只要柔軟度再提升一些，前彎時就會感覺很舒服了。請先以這種感覺為目標，繼續努力下去吧！

伸展運動①

坐在椅上前彎

讓臀部及大腿後側可以輕鬆伸展開

正面

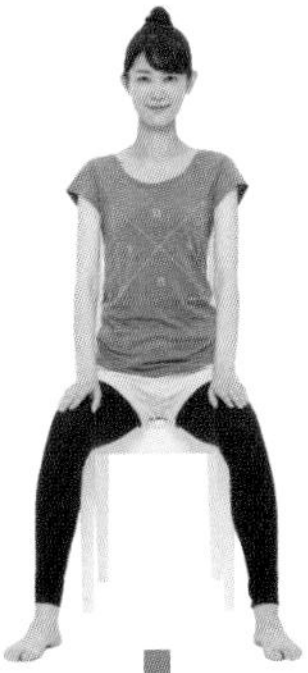

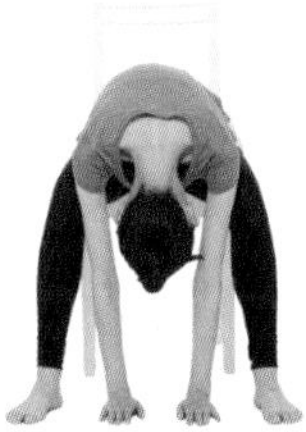

1

雙腳打開，淺坐在椅上，並將背部挺直。接著雙腳腳底完全貼地，雙手輕輕地放在大腿上。

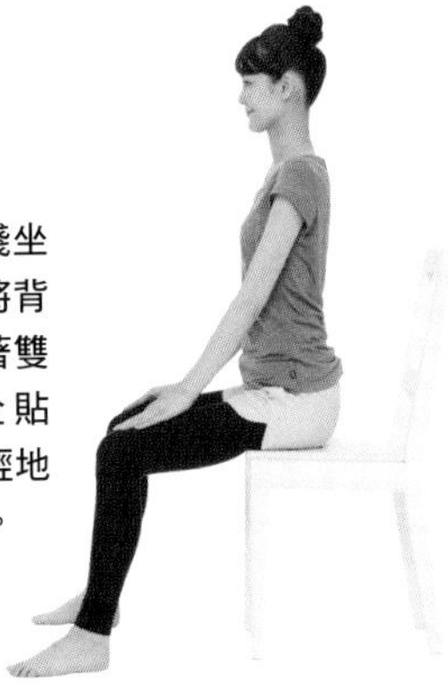

2

一邊吐氣，一邊想像從大腿根部開始彎曲的感覺，將上半身往前傾倒，雙手手掌貼地，伸展背部停留 20 秒。

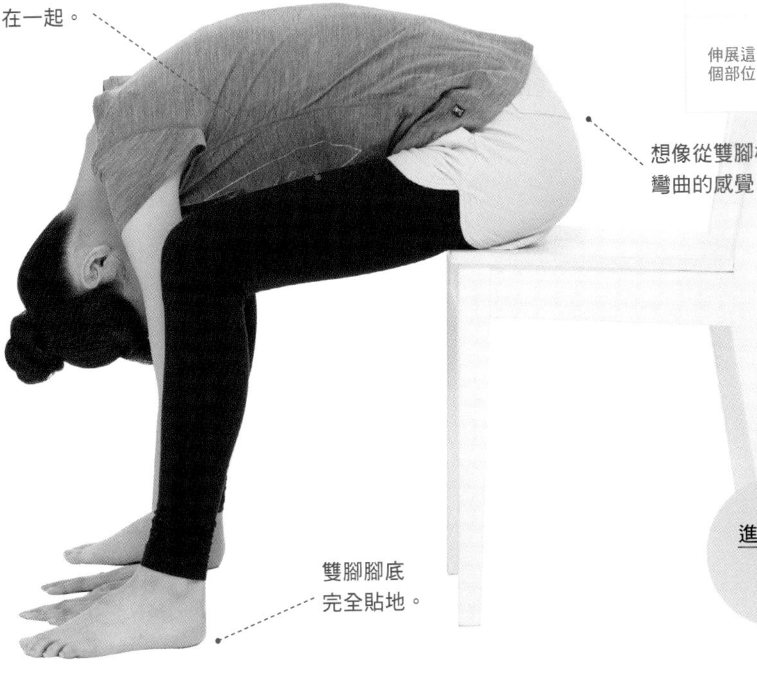
腹部與大腿要靠在一起。
想像從雙腳根部彎曲的感覺。
雙腳腳底完全貼地。

伸展這個部位

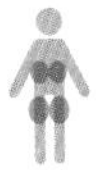

進行次數

3 次

單腳盤腿前彎

放鬆臀部與大腿外側

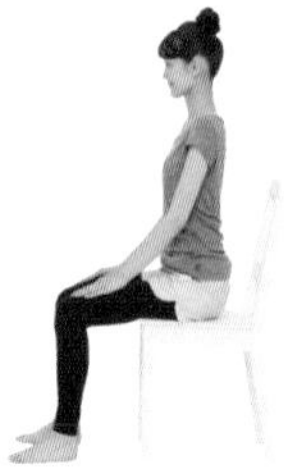

1

雙腳腳掌完全貼地，背部挺直，淺坐在椅子上。

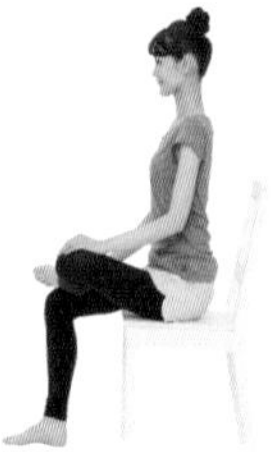

2

將左腳放在右大腿上。注意，左腳的外側腳踝骨不能碰到右腳的膝蓋骨頭。

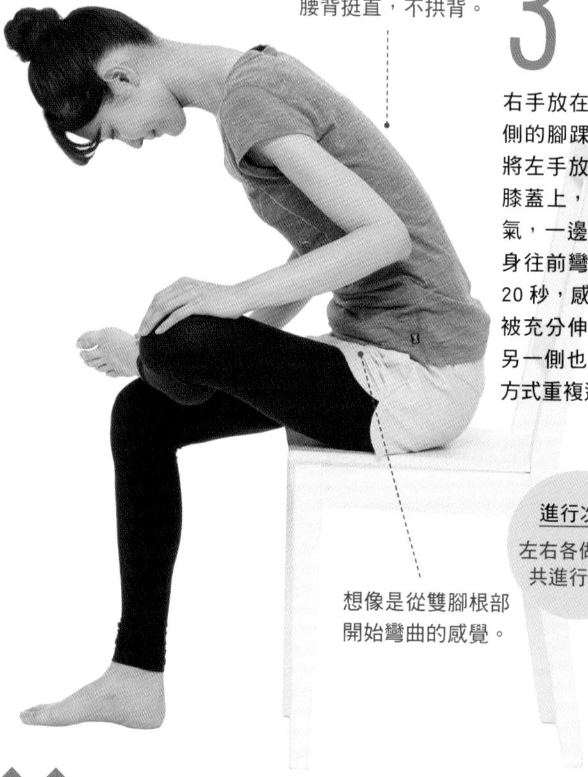
腰背挺直，不拱背。
想像是從雙腳根部開始彎曲的感覺。

3

右手放在左腳內側的腳踝骨上，將左手放在左腳膝蓋上，一邊吐氣，一邊將上半身往前彎，停留20秒，感覺臀部被充分伸展開。另一側也以相同方式重複進行。

伸展這個部位

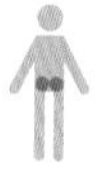

進行次數

左右各做 1 次
共進行 3 組

正面

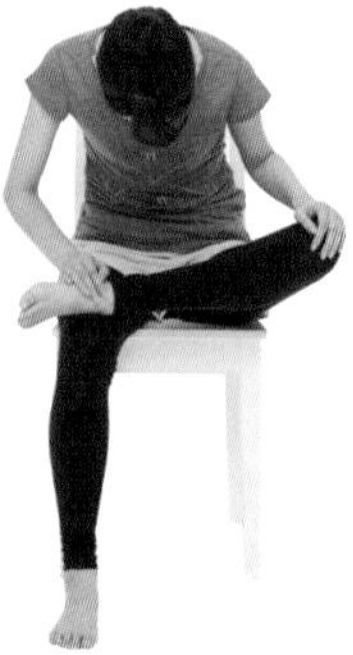

NG

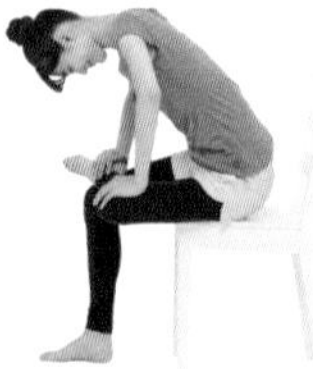

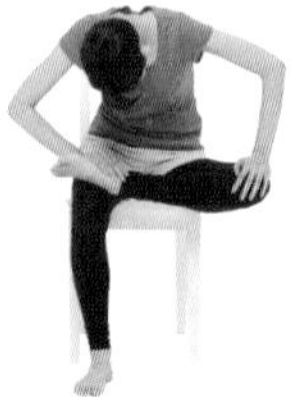

背部拱起，加上骨盆傾倒的話，會降低伸展的效果。此外，也要避免用手將膝蓋用力往下壓。

伸展運動③

跪坐拱身前彎

利用頸部力量伸展臀部

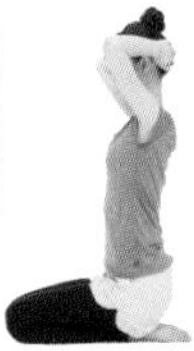

1 跪坐，十指交扣置於後腦勺。

2 臀部不離開後腳跟，將身體往前彎，停留20秒。

進行次數
3次

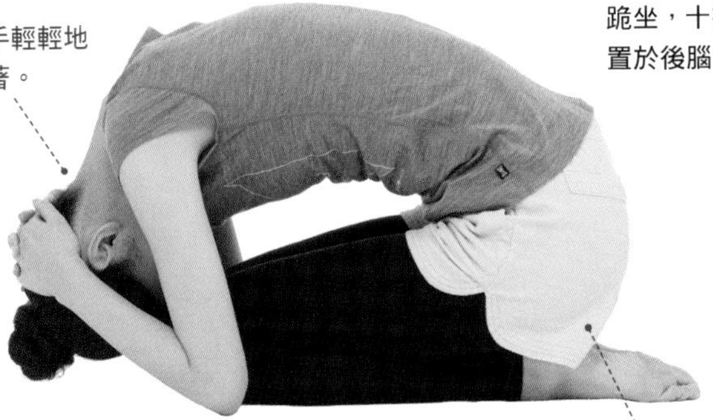
雙手輕輕地靠著。
臀部要緊貼後腳跟。

NG

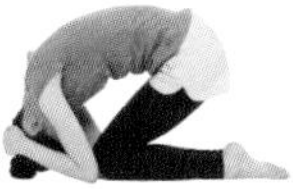

身體往前彎時，臀部與後腳跟不可以分離。

伸展這個部位

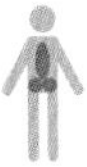

伸展運動④

抓握腳踝屈伸

使大腿後側鬆弛、變柔軟

1 雙腳微開站立，膝蓋彎曲，用雙手抓著雙腳腳踝。

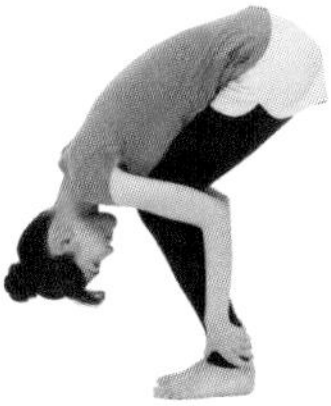

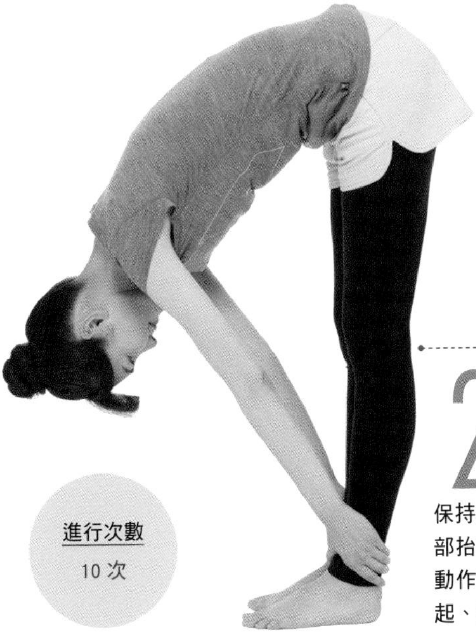
雙腳膝蓋打直

2 保持抓著腳踝的姿勢，將臀部抬高、膝蓋打直，再回到動作1；接著，重複臀部抬起、膝蓋打直的動作。

進行次數
10次

伸展這個部位

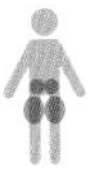

雙手平舉左右扭轉

讓上半身與下半身的連動變順暢

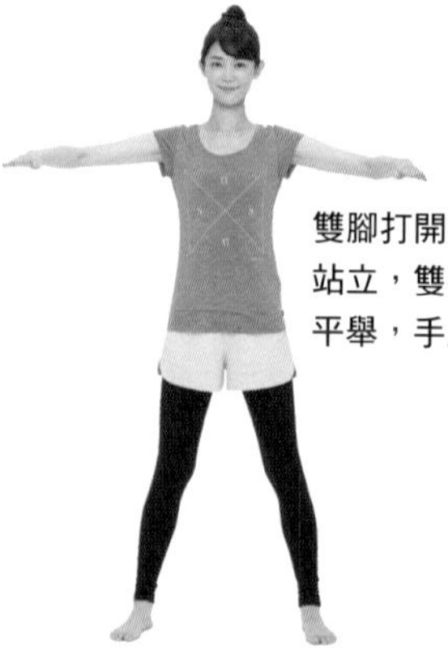

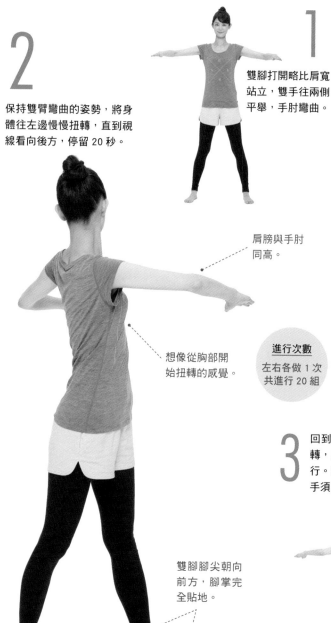

1 雙腳打開略比肩寬站立，雙手往兩側平舉，手肘彎曲。

2 保持雙臂彎曲的姿勢，將身體往左邊慢慢扭轉，直到視線看向後方，停留 20 秒。

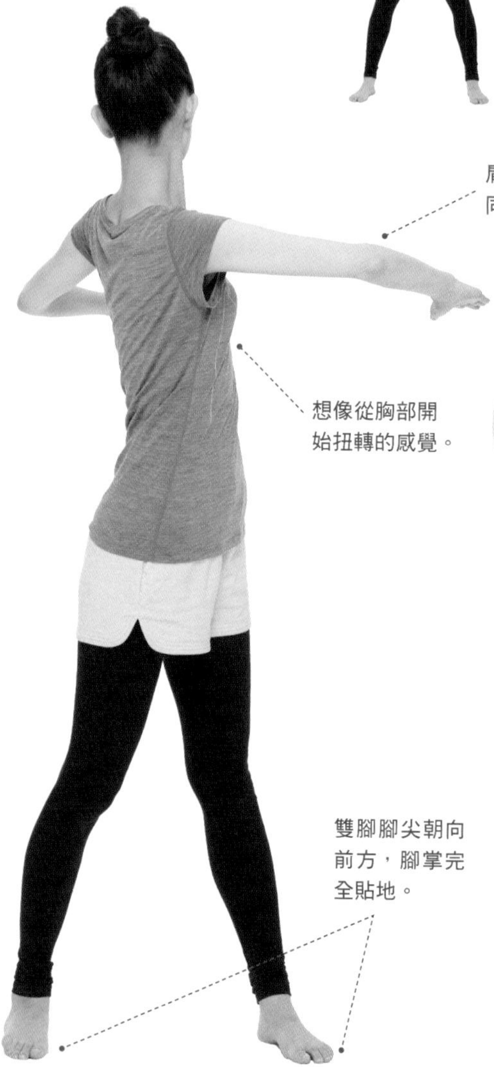

肩膀與手肘同高。

想像從胸部開始扭轉的感覺。

雙腳腳尖朝向前方，腳掌完全貼地。

進行次數

左右各做 1 次
共進行 20 組

伸展這個部位

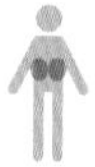

3 回到動作 1，換往右後轉，以相同方式重複進行。注意，進行時，雙手須與地板保持平行。

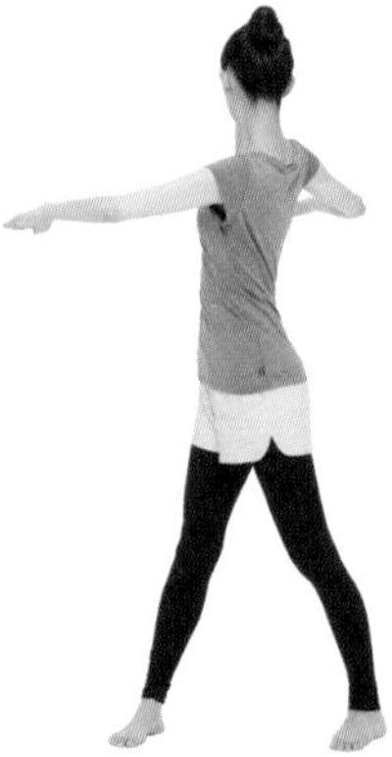

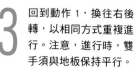

等級 3 適用

提升前彎柔軟度的 1 個月訓練計畫

以提高前彎柔軟度為首要目標。
依照不同伸展運動組成的訓練計畫，持續進行為期 1 個月的訓練。

第 1 周

每日暖身操 P.34～35

每天找時間進行數次腳尖跳躍及單腳前彎的運動。

第 2 周

每日暖身操
＋坐在椅上前彎 P.51
＋單腳盤腿前彎 P.52

除了每日暖身操之外，還要進行 2 種伸展運動。

第 3 周

坐在椅上前彎
＋單腳盤腿前彎
＋跪坐拱身前彎 P.53

增加到 3 種伸展運動，以提高柔軟度。
※ 第 3 周以後，每日暖身操要利用空暇時間進行。

第 4 周

坐在椅上前彎
＋單腳盤腿前彎
＋跪坐拱身前彎
＋抓握腳踝屈伸 P.53
＋雙手平舉左右扭轉 P.54

為了更進一步提升柔軟度，每天須進行 5 種伸展操。

達成前彎柔軟度等級 3 ！
↓
晉級前彎柔軟度等級 4 的訓練計畫，請見 P.61

前彎柔軟度等級 4 的運動

level 4

前彎伸展目標

前彎柔軟度等級 4：**指尖能碰到地板**

這個等級是前彎的及格線，朝更好的柔軟度邁進吧！

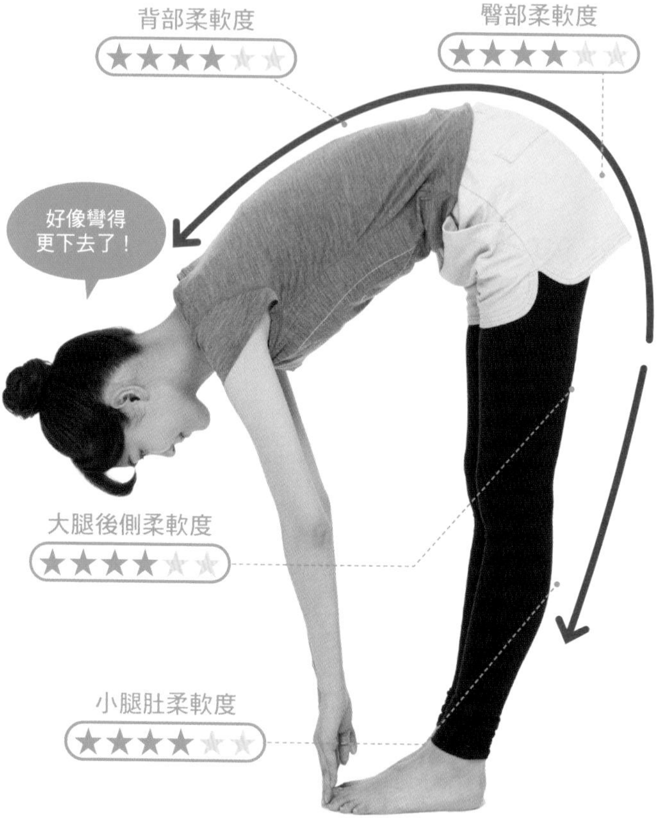

背部柔軟度 ★★★★☆☆
臀部柔軟度 ★★★★☆☆
好像彎得更下去了！
大腿後側柔軟度 ★★★★☆☆
小腿肚柔軟度 ★★★★☆☆

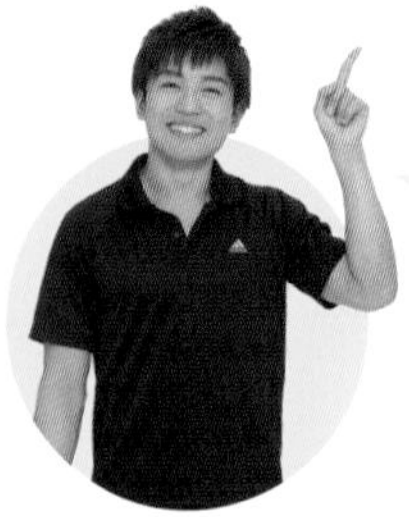

谷教練的前彎小學堂

觀察肌肉的伸展狀況，創造更佳的柔軟度

到達這個程度就及格了！但是你的身體還能變得更柔軟，因此接下來才是重頭戲。大腿後肌的柔軟度尚有成長的空間。請將注意力集中在前彎後伸展開來的部位，且做動作時不能使力。

伸展運動①

大字張腿前彎

比等級三的座椅前彎強度更高

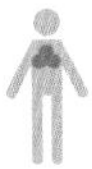

進行次數
往前與往左右
各做 1 次
共進行 3 組

1 雙腳打開，呈大字形站立，肩膀放鬆。

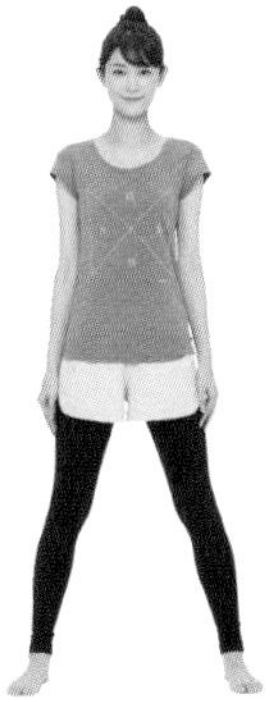

2 一邊吐氣，一邊將身體慢慢往前彎，雙手手掌貼地，停留 20 秒。

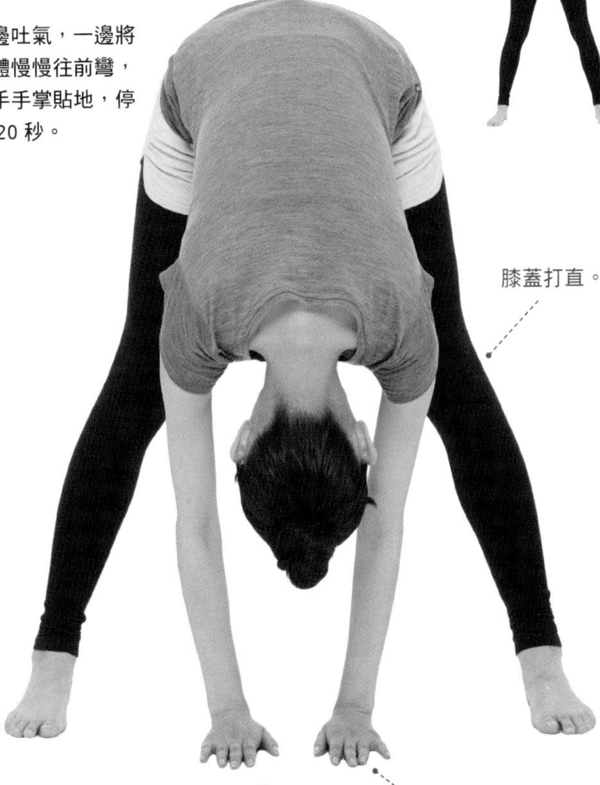

3 回到動作 1，將身體往左前彎，雙手交疊，輕碰左腳腳尖，停留 20 秒鐘。

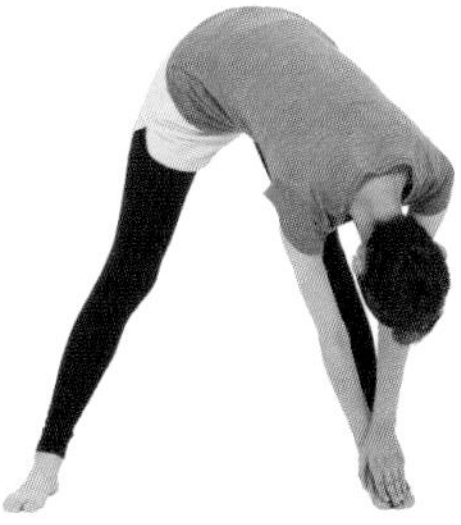

4 再次回到動作 1，換將身體往右前彎，用雙手輕碰右腳腳尖，同樣停留 20 秒鐘。重複動作 2 → 動作 3 → 動作 4，3 個動作完成為 1 次。

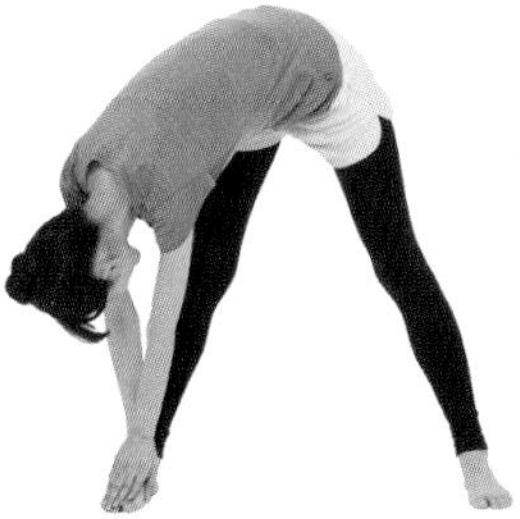

伸展運動②

坐姿單腳大腿伸展

徹底伸展膝蓋後側

1 坐在長椅（也可以使用2張椅子）上，右腳打直，左腳腳掌貼地。

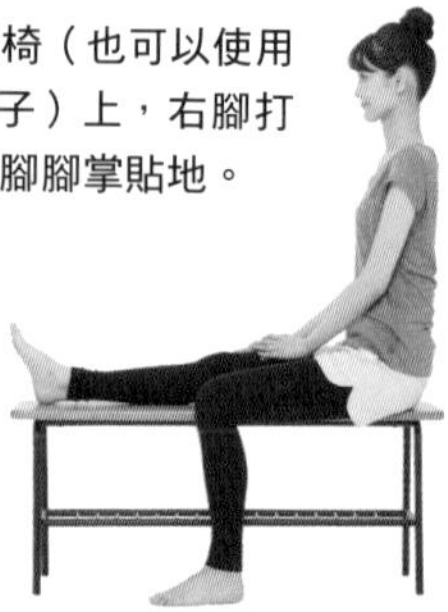

2 雙手輕輕地放在右腳膝蓋上，一邊吐氣，一邊從雙腳根部開始，彎曲上半身，停留20秒。接著左右腳交換，以相同方式重複進行。

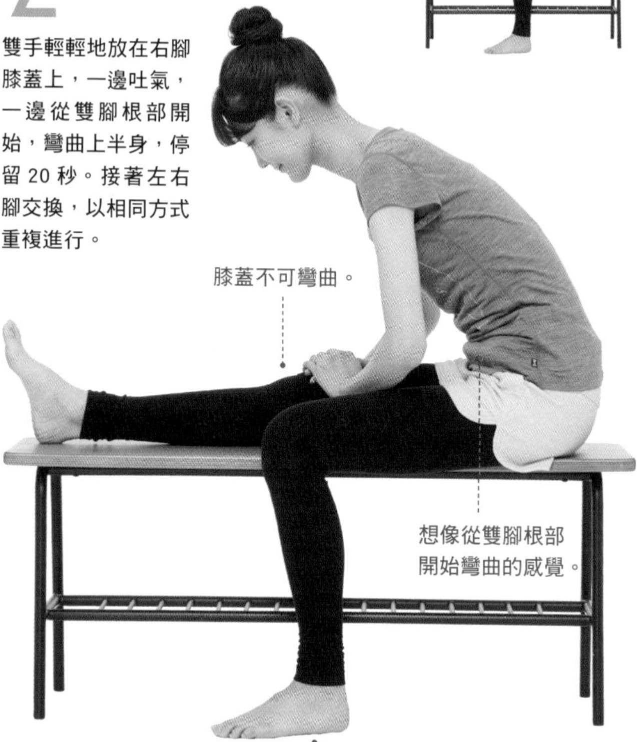
膝蓋不可彎曲。
想像從雙腳根部開始彎曲的感覺。
腳掌完全貼地。

伸展這個部位

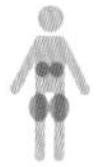

進行次數

左右各做1次
共進行3組

簡易版

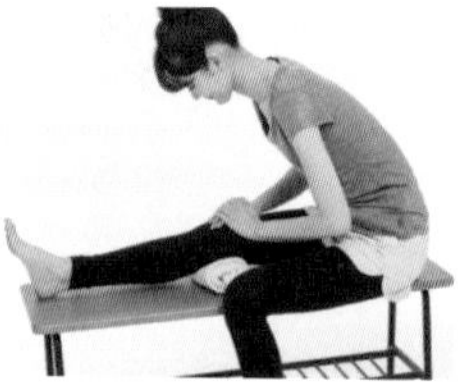

將折好的毛巾墊在打直的該腳膝蓋下方，伸展時會感覺舒服一點。

進階版

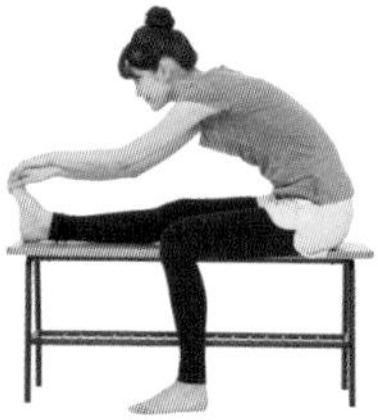

盡可能讓身體彎得更下去一些，並用雙手抓著右腳的腳尖，可加強伸展強度。

伸展運動③

仰躺單腳伸展

利用毛巾刺激大腿後側

1

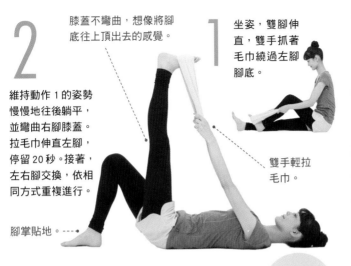

坐姿，雙腳伸直，雙手抓著毛巾繞過左腳腳底。

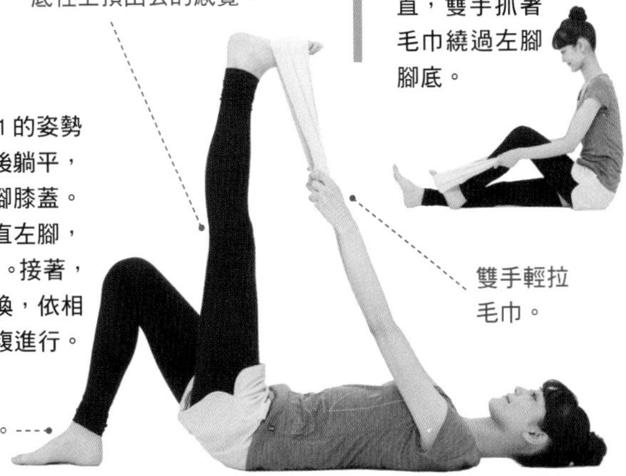

2

維持動作 1 的姿勢慢慢地往後躺平，並彎曲右腳膝蓋。拉毛巾伸直左腳，停留 20 秒。接著，左右腳交換，依相同方式重複進行。

膝蓋不彎曲，想像將腳底往上頂出去的感覺。

雙手輕拉毛巾。

腳掌貼地。

進階版

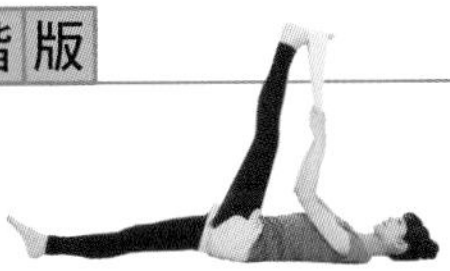

將放在地面的支撐腳伸直，可藉此加強左腳的伸展強度。

進行次數
左右各做 1 次
共進行 3 組

伸展這個部位

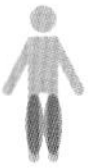

伸展運動④

坐姿背部拉伸

提升背部肌肉的柔軟度

1

坐在椅子上，肩膀放鬆。雙腳腳掌貼地，將左手抬高。

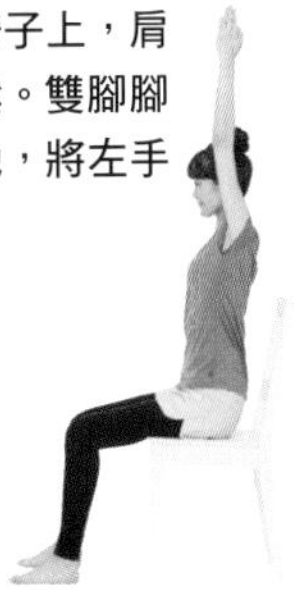

2

左側臀部須緊貼椅面，一邊將左手往右斜前方伸展，一邊將身體往右前方彎，充分伸展左側背部，停留 20 秒。接著換右手，以相同方式重複進行。

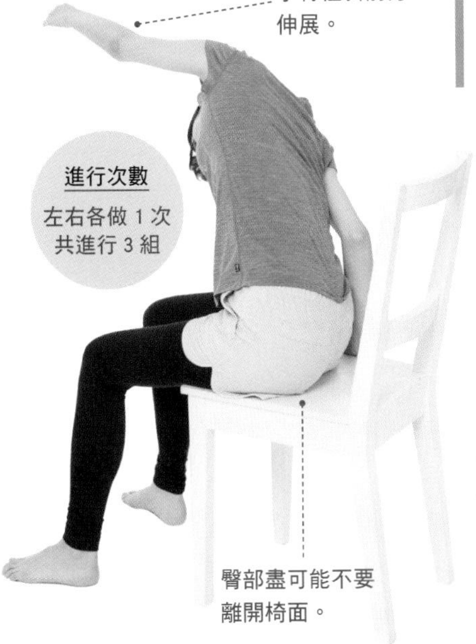

手臂往斜前方伸展。

臀部盡可能不要離開椅面。

進行次數
左右各做 1 次
共進行 3 組

伸展這個部位

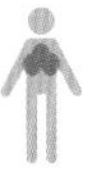

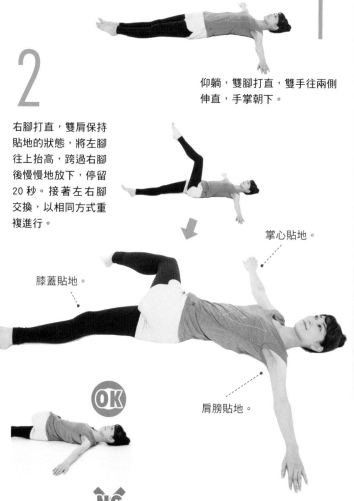

仰躺屈膝轉體

加強軀幹的柔軟度

1

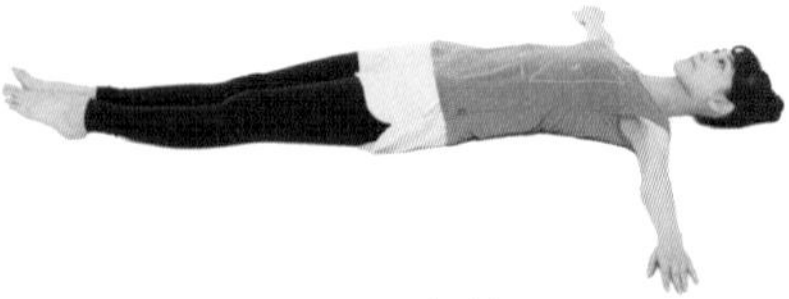

仰躺，雙腳打直，雙手往兩側伸直，手掌朝下。

2

右腳打直，雙肩保持貼地的狀態，將左腳往上抬高，跨過右腳後慢慢地放下，停留 20 秒。接著左右腳交換，以相同方式重複進行。

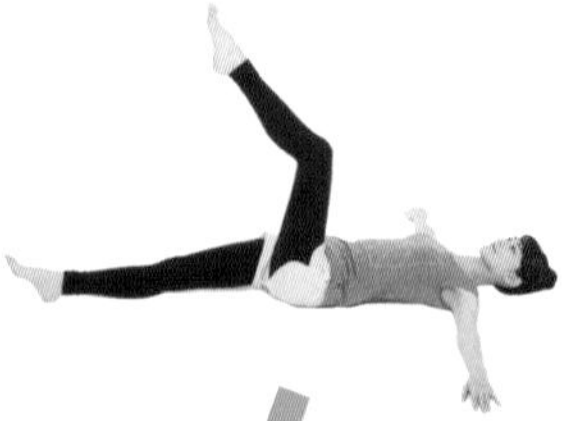

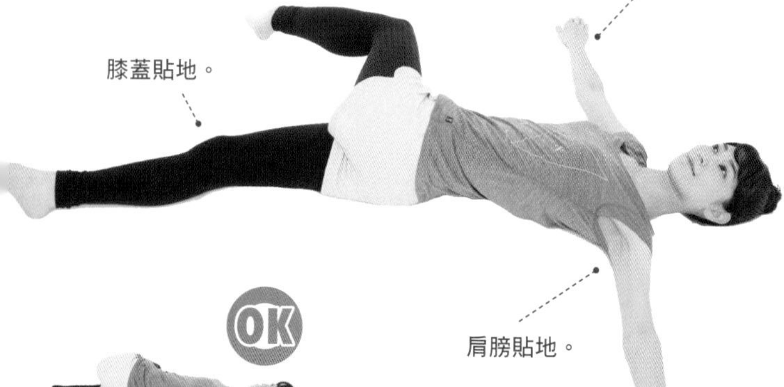

伸展這個部位

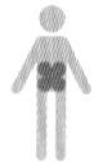

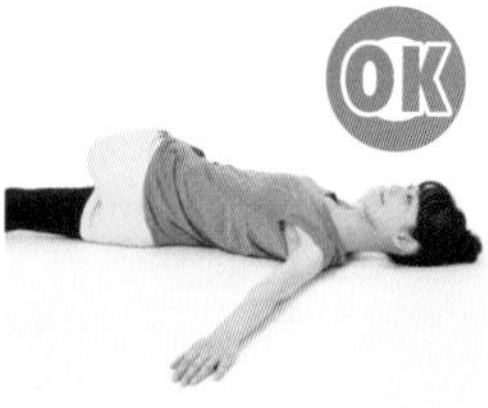

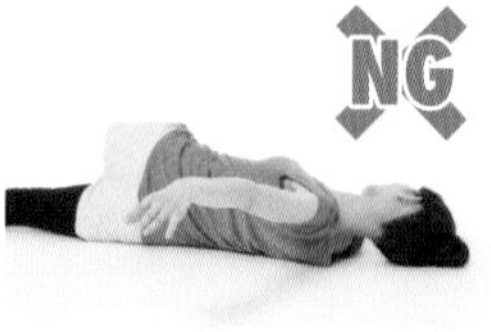

注意，避免勉強將膝蓋貼地導致左肩離地。

進行次數

左右各做 1 次
共進行 3 組

簡易版

若覺得吃力，可在左腳上掛一條毛巾輕拉，會比較容易。

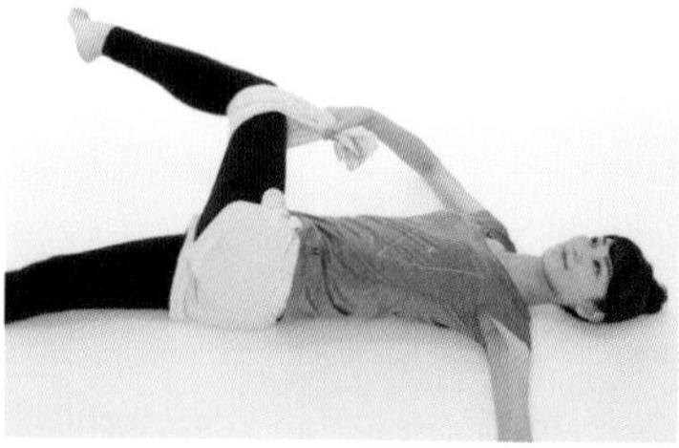

等級 4 適用

提升前彎力柔軟度的 1 個月訓練計畫

持續提高柔軟度，強化前彎時會運用到的肌肉群。
藉由伸展運動與肌力訓練的相互搭配，持續進行為期 1 個月的訓練計畫。

第1周～第2周

▶ 2 種伸展運動

大字張腿前彎 P.57
＋仰躺單腳伸展 P.59

▶ 2 種肌力訓練

深蹲 P.83
＋轉動肩胛骨 P.94～95

每天輪流進行 2 種伸展運動與 2 種肌力訓練。
當天做完 2 種伸展運動後，隔天再做 2 種肌力訓練。

第3周～第4周

▶ 3 種伸展運動

坐姿單腳大腿伸展 P.58
＋坐姿背部拉伸 P.59
＋仰躺屈膝轉體 P.60

▶ 3 種肌力訓練

扶椅單腳後踢 P.84
＋扶椅單腳斜後踢 P.85
＋擴胸運動 P.96

進行項目有別於第 1～2 周。
每天輪流進行 3 種伸展運動與 3 種肌力訓練。
當天做完 3 種伸展運動後，隔天再做 3 種肌力訓練。

達成前彎柔軟度等級 4 ！

⬇

晉級前彎柔軟度等級 5 的訓練計畫，請見 P.67

level 5

前彎伸展目標

前彎柔軟度等級 5：**手指根部能貼地**

柔軟度無話可說！搭配肌力訓練效果更好

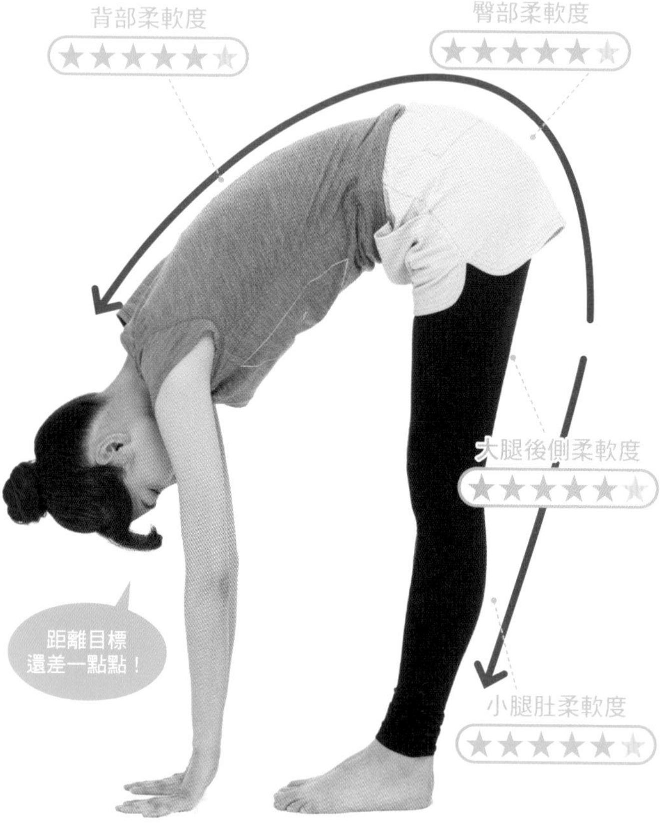
背部柔軟度
★★★★★☆
臀部柔軟度
★★★★★☆
大腿後側柔軟度
★★★★★☆
小腿肚柔軟度
★★★★★☆
距離目標
還差一點點！

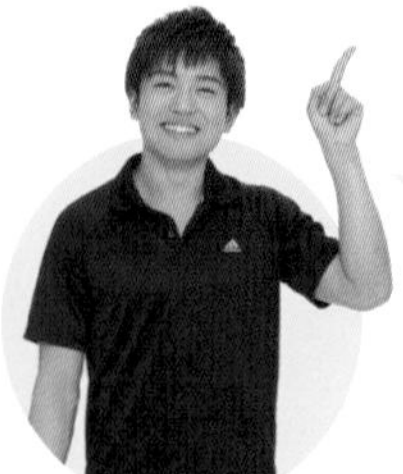

谷教練的前彎小學堂

靠伸展運動及肌力訓練，提升肌肉的彈性

還差一步就到達最高等級了！由於身體的柔軟度已經非常好了，下一步的目標應該是練出好的肌肉彈性，請配合伸展運動並全力投入肌力訓練。請以鍛鍊出更能「活動自如的身體」為目標吧！

半跪立膝前彎

徹底伸展膝蓋後側

1

腰背挺直，右腳膝蓋彎曲跪地（可墊著毛巾進行），左腳向前打直。

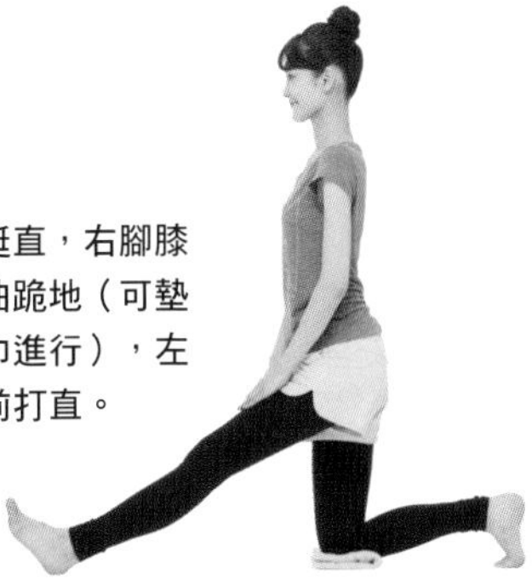

2

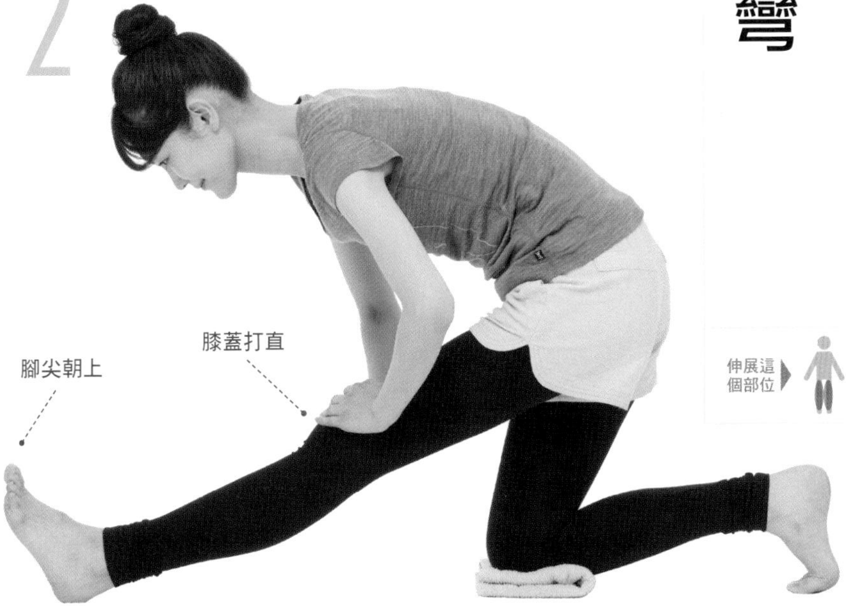

雙手放在稍高於左腳膝蓋的位置，一邊吐氣一邊將上半身往前彎，充分伸展左腳膝蓋後側，停留 20 秒。接著，左右腳交換以相同方式重複進行。

進階版

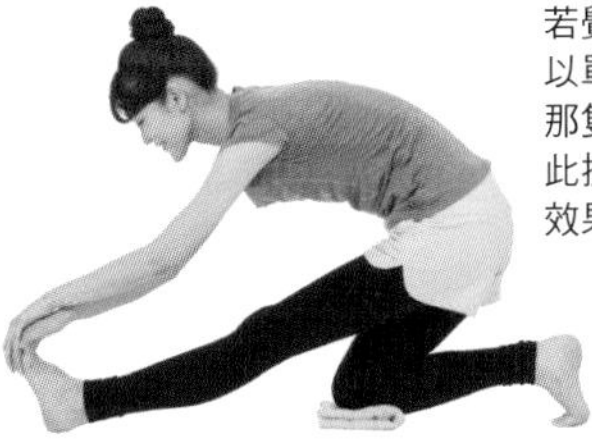

若覺得太簡單，可以單手抓住打直的那隻腳的腳尖，藉此提升伸展強度，效果更好。

進行次數

左右各做 1 次
共進行 3 組

倒立前彎

這個動作能充分伸展頸部後側

1

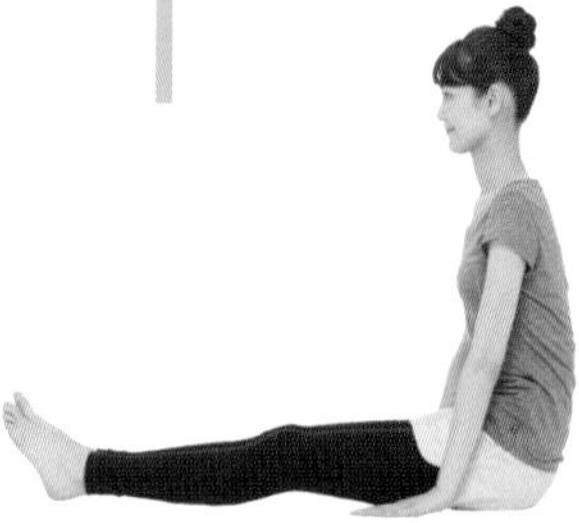

坐姿，雙腳伸直，肩膀放鬆，面朝正前方。

2

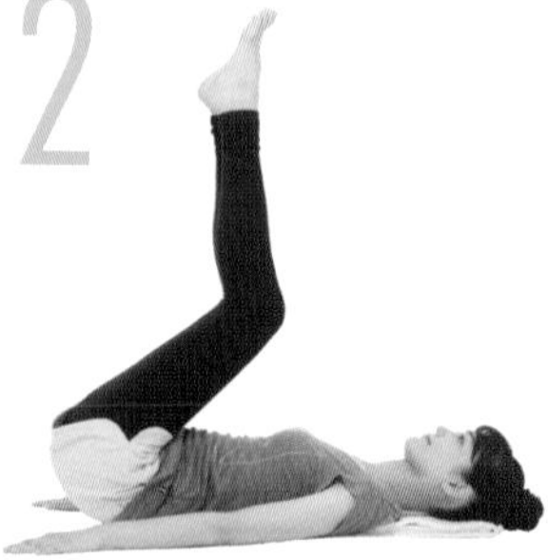

一邊往後倒立，一邊將雙腳抬高。雙臂貼著身體打直，手掌貼地。頭部下方可墊著毛巾。

3

將身體往後對折彎曲，雙腳腳尖貼地，再用雙手支撐腰部，使胸部靠近大腿，伸展頸部至背部的肌肉，停留 20 秒。

伸展這個部位

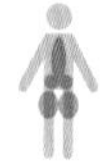

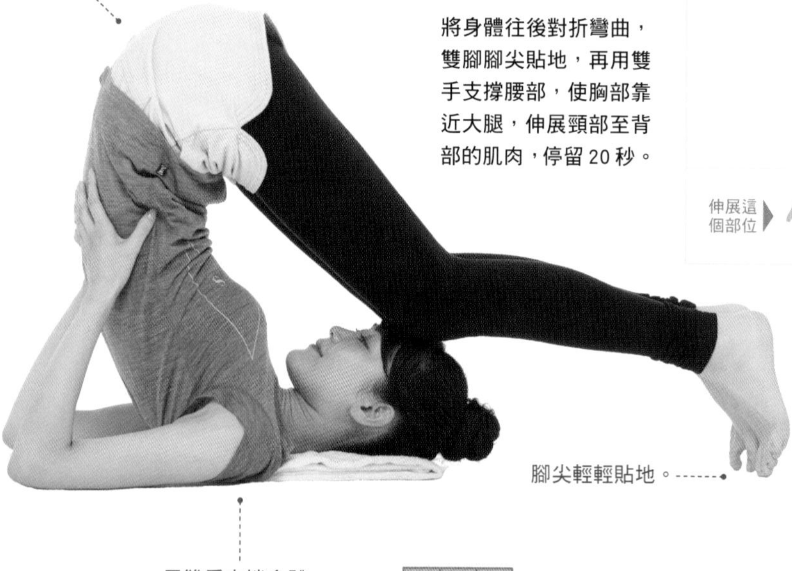

想像從雙腳根部開始彎曲的感覺。

腳尖輕輕貼地。

用雙肩支撐身體。

進行次數

3 次

進階版

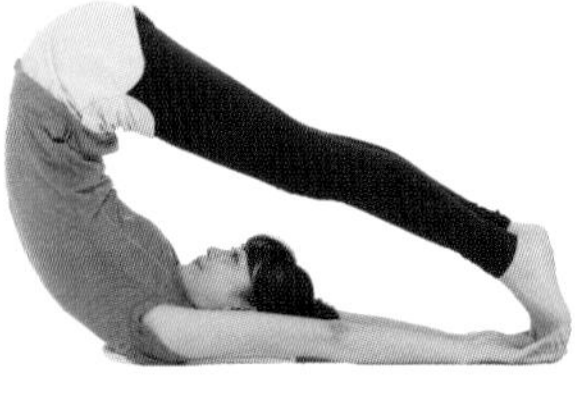

雙腳在頭頂上方打直並貼地，用雙手抓著雙腳腳尖。若能完成這個動作，表示你的柔軟度已經相當優異了哦！

伸展運動③

抓握腳尖屈伸

可測試出大腿後側的筋能拉到多開

1

雙腳併攏站立，膝蓋微彎，用雙腳腳尖踩住左右手的指尖加以固定；肩膀放鬆。

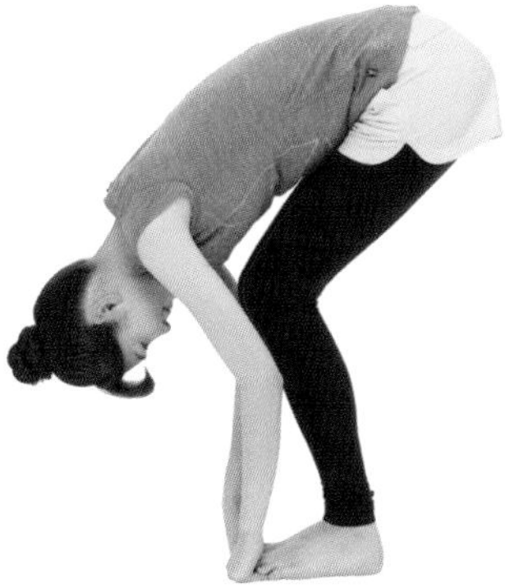

2

慢慢地將膝蓋打直，讓臀部往上頂出去，伸直膝蓋，再回到動作 1。注意，這個動作要有節奏地重複進行，效果最好。

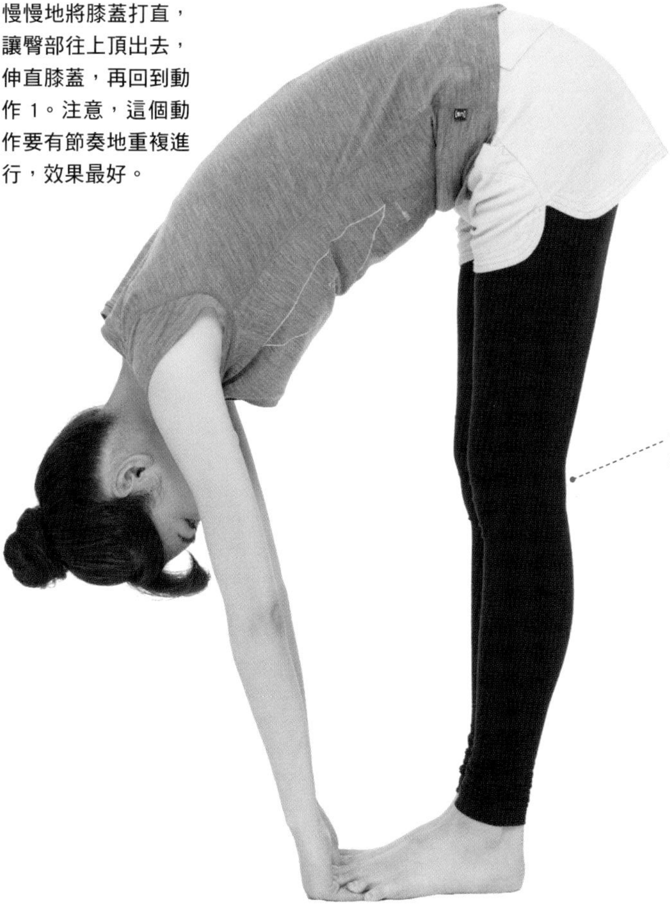

膝蓋打直，避免彎曲。

伸展這個部位

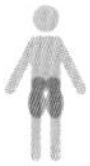

進行次數
20 次

跪地左右伸展

可同時強化軀幹的雙重訓練

伸展這個部位

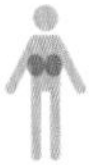

1

左膝跪地，右腳立膝、腳掌貼地；肩膀放鬆。

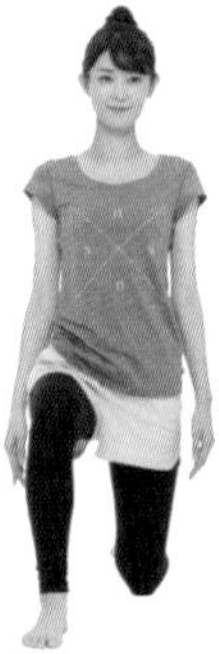

2

維持這個姿勢，將右手往正上方高舉伸直；注意，身體不可左右搖晃。

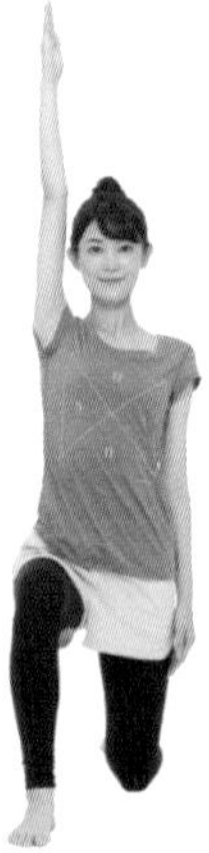

3

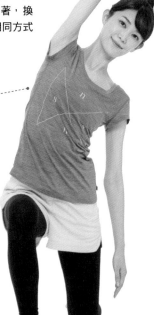

維持右手向上伸直，將身體往左側彎，使右手往左側斜上方伸直，伸展右側腹，停留 20 秒。接著，換左手伸直以相同方式重複進行。

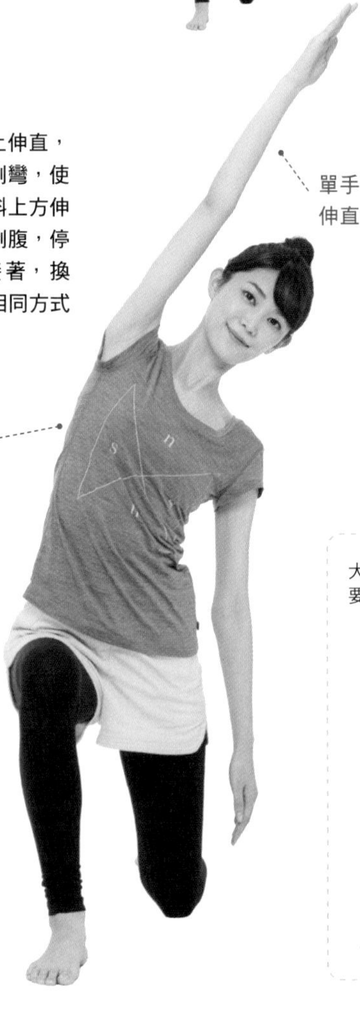

單手朝斜上方伸直。

將上半身往側邊傾倒。

側面

大腿與地面要平行。

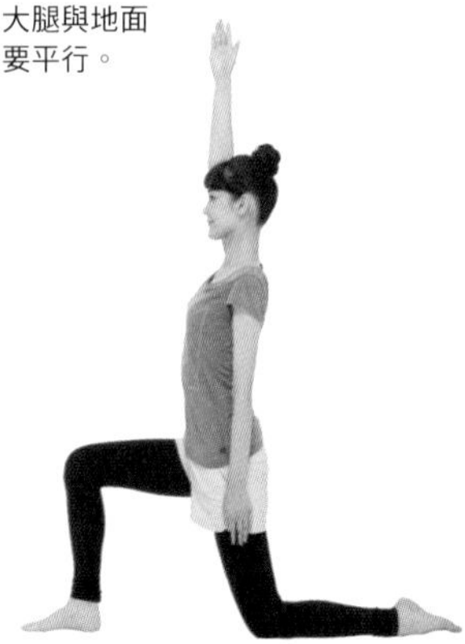

進行次數

左右各做 1 次
共進行 3 組

等級 5 適用

提升前彎柔軟度的 1 個月訓練計畫

持續提高柔軟度，強化前彎時會運用到的肌肉群。
藉由伸展運動與肌力訓練的相互搭配，持續進行為期 1 個月的訓練計畫。

第 1 周 ～ 第 2 周

▶ 2 種伸展運動

半跪立膝前彎 P.63

＋倒立前彎 P.64

▶ 2 種肌力訓練

單腳深蹲 P.86

＋跪地伏地挺身 P.97

每天輪流進行 2 種伸展運動與 2 種肌力訓練。
當天做完 2 種伸展運動後，隔天再做 2 種肌力訓練。

第 3 周 ～ 第 4 周

▶ 2 種伸展運動

抓握腳尖屈伸 P.65

＋跪地左右伸展 P.66

▶ 2 種肌力訓練

髖關節畫大圓 P.87

＋交叉抬腿碰膝 P.98

進行項目有別於第 1 ～ 2 周。
每天輪流進行 2 種伸展運動與 2 種肌力訓練。
當天做完 2 種伸展運動後，隔天再做 2 種肌力訓練。

達成前彎柔軟度等級 5 ！

⬇

晉級前彎柔軟度等級 6 的訓練計畫，請見 P.73

前彎柔軟度等級 6 的運動

level 6

柔軟度最高等級！繼續保持伸展習慣以長久維持

前彎伸展目標

前彎柔軟度等級 6：**手掌能整個貼地**

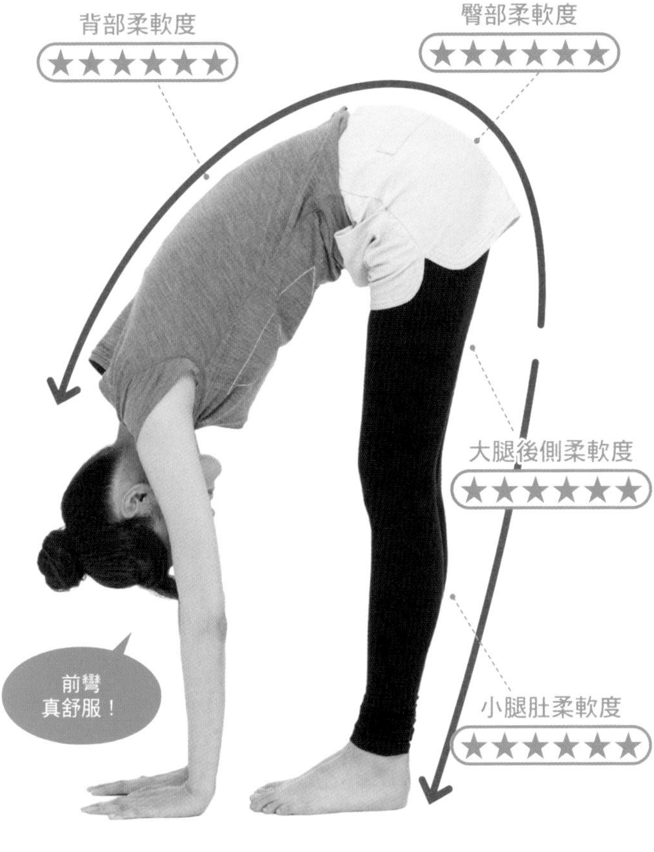

背部柔軟度
★★★★★★
臀部柔軟度
★★★★★★
大腿後側柔軟度
★★★★★★
小腿肚柔軟度
★★★★★★
前彎
真舒服！

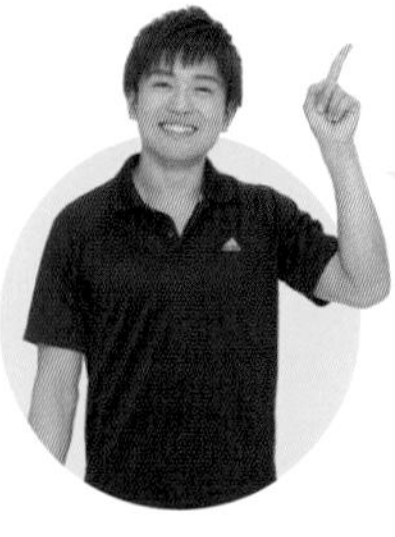

谷教練的前彎小學堂

提高運動品質以長久維持柔軟度

相信你的身體一定不會受到肩膀痠痛等不明原因症狀所擾。要相信自己一定可以做到這個程度的前彎，今後更要提升運動品質，以維持整個手掌都能貼地的柔軟度，繼續保持！

伸展運動①

大腿交叉前彎

需具備強健的大腿內側肌肉

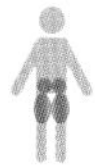
伸展這個部位

進行次數

左右各做 1 次
共進行 3 組

1

肩膀放鬆，右腳前、左腳後交叉站立。

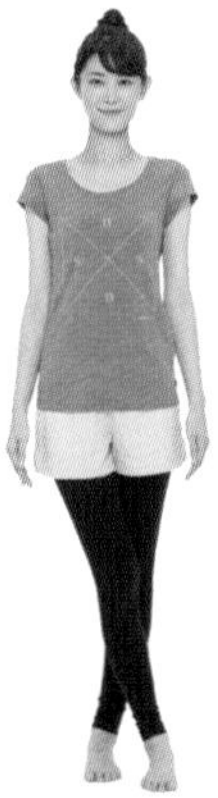

2

一邊吐氣，一邊將身體往前彎，雙手指尖皆須貼地。停留 20 秒，感覺左腳後側被充分伸展開來。接著左右腳前後交換，以相同方式重複進行。

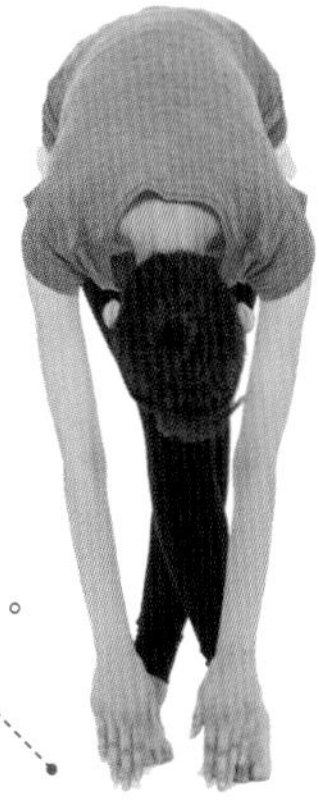
指尖貼地。

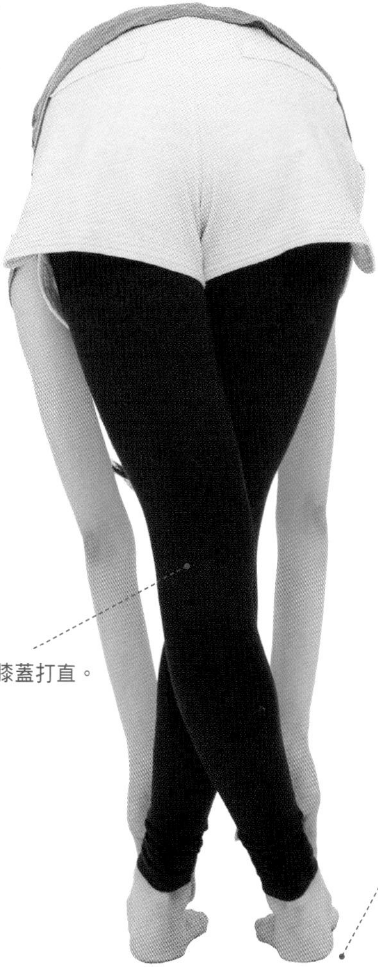
雙腳膝蓋打直。
後腳跟貼地。

進階版

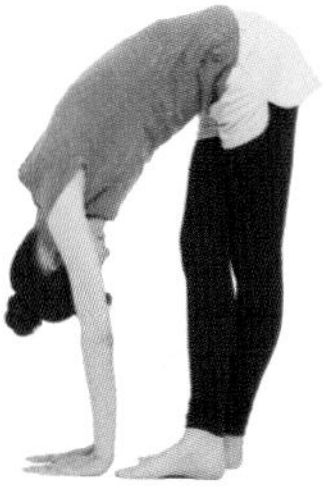

可以嘗試將雙手手掌完全貼地，伸展效果更好。

擴胸前彎

需要有柔軟與強健的背部肌肉

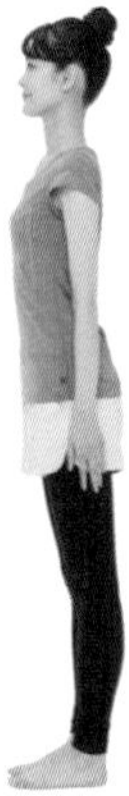

1 雙腳微開立正站好，肩膀放鬆，背部挺直，雙手貼在身體側邊。

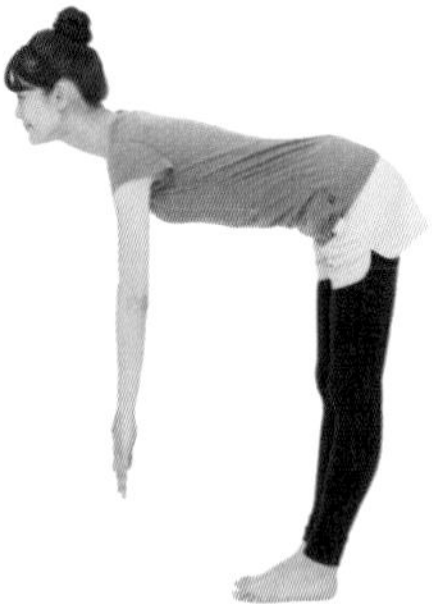

2 從雙腳根部開始將身體往前放，直到約與地面平行，擴張胸部，並將下巴抬高。

3 一邊吐氣，一邊將身體往前彎，臉部朝向斜前方，雙手手掌貼，停留 20 秒。

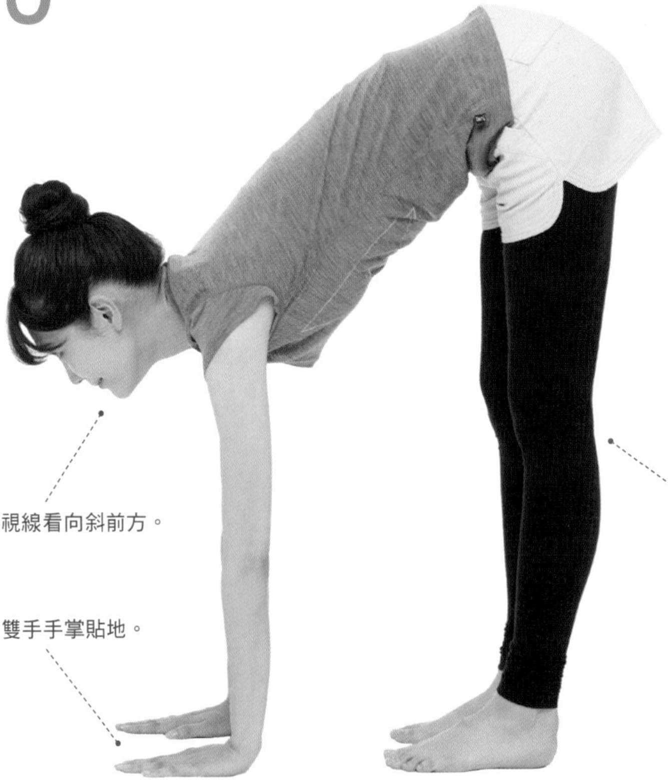

伸展這個部位

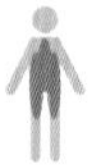

進行次數

3 次

伸展運動③

站姿往前踢腿

強化大腿後側往上擺動的力量

1

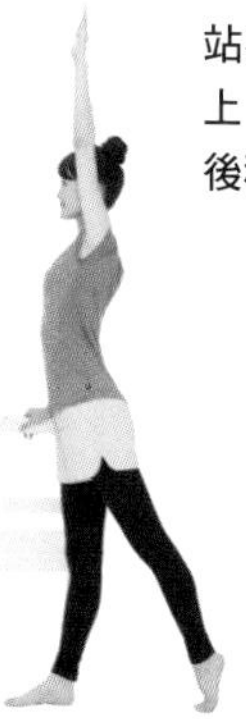

站姿，將右手放在椅背上，左手舉高；左腳往後移動約 1 個步距。

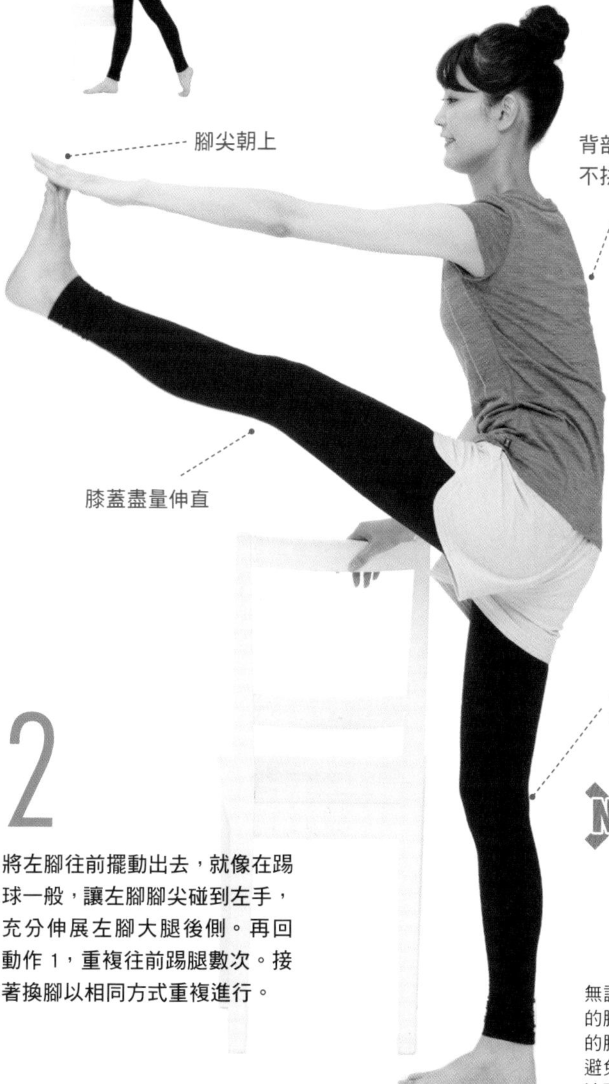
腳尖朝上
背部打直，
不拱背。
膝蓋盡量伸直
膝蓋
打直

伸展這個部位

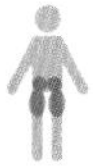

進行次數

左右各做 10 次

2

將左腳往前擺動出去，就像在踢球一般，讓左腳腳尖碰到左手，充分伸展左腳大腿後側。再回動作 1，重複往前踢腿數次。接著換腳以相同方式重複進行。

NG

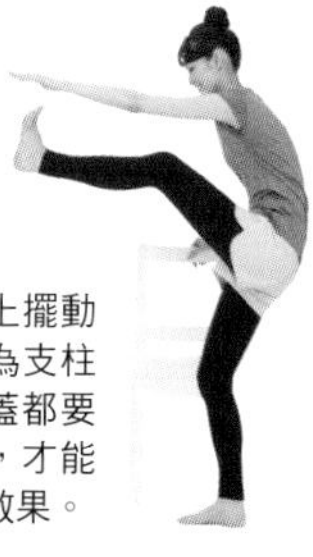

無論是往上擺動的腳或作為支柱的腳，膝蓋都要避免彎曲，才能達到伸展效果。

趴姿左右轉體

放鬆腰部周圍肌肉，使動作更順暢

1

呈趴臥姿，左腳膝蓋彎曲，雙手往兩側打開，掌心朝下。臉部下方可以墊著毛巾進行。

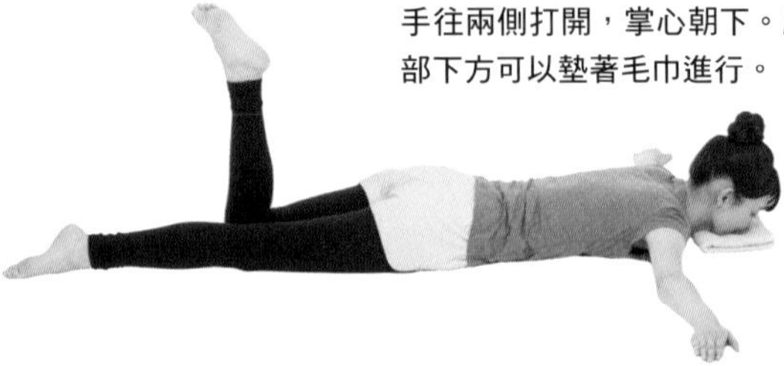

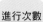

2

保持雙肩維持貼地，扭轉腰部，將左腳往右腳交叉，盡可能讓左腳腳尖靠近地板，停留 20 秒。接著，左右腳交換以相同方式重複進行。

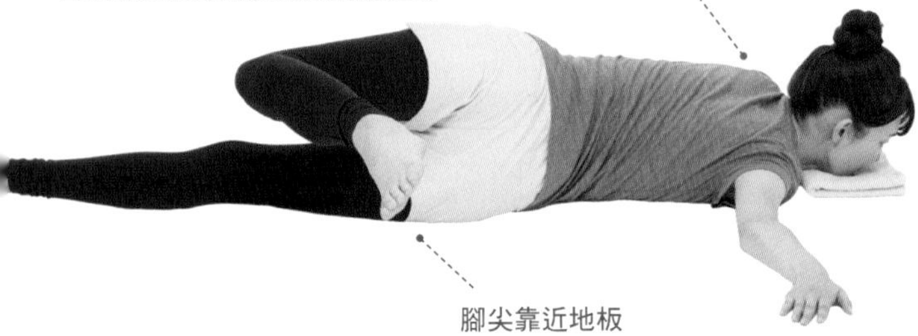

伸展這個部位

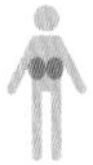

進行次數

左右各做 1 次
共進行 3 組

OK

肩膀沒有離開地板，代表腰部周圍肌肉有確實伸展開來。

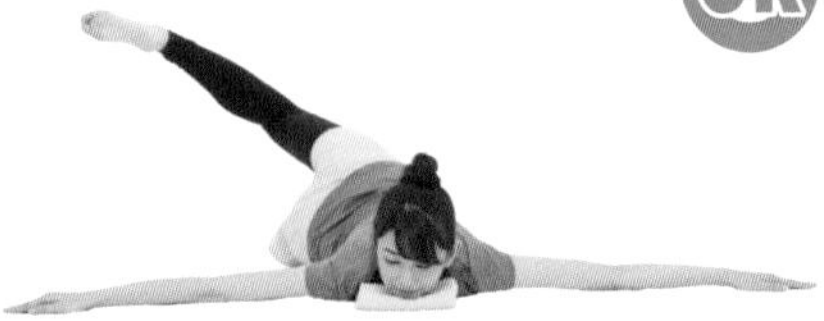

NG

若活動左腳時左肩離開地板，腰部周圍便無法充分被伸展開來。

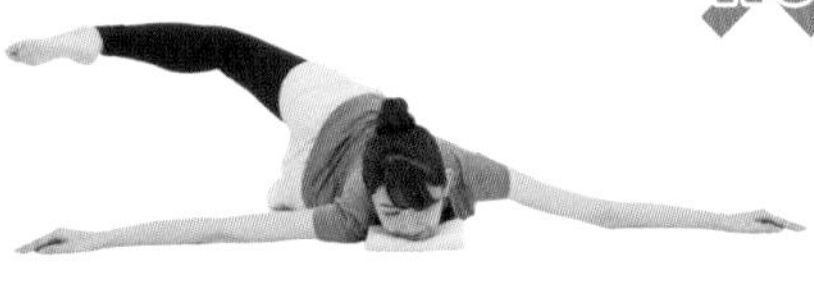

等級 6 適用

提升前彎柔軟度的 1 個月訓練計畫

到達柔軟度最高的等級 6 後，可進一步強化前彎時會運用到的肌肉。
請持續進行伸展運動與肌力訓練，
使身體維持在優異的柔軟度和具有彈性的肌肉狀態。

第1周～第2周

▶ 2 種伸展運動

大腿交叉前彎 P.69

＋站姿往前踢腿 P.71

▶ 2 種肌力訓練

跳躍深蹲 P.90

＋伏地挺身 P.99

每天輪流進行 2 種伸展運動與 2 種肌力訓練。
當天做完 2 種伸展運動後，隔天再做 2 種肌力訓練。

第3周～第4周

▶ 2 種伸展運動

擴胸前彎 P.70

＋趴姿左右轉體 P.72

▶ 2 種肌力訓練

跨腳深蹲 P.88

＋ 3 種核心肌群訓練 P.100

進行項目有別於第 1 ～ 2 周。
每天輪流進行 2 種伸展運動與 2 種肌力訓練。
當天做完 2 種伸展運動後，隔天再做 2 種肌力訓練。

達成前彎柔軟度等級 6 ！

⬇

請持續進行上述訓練計畫，以維持最佳柔軟度狀態。

谷教練我有問題！

前彎伸展訓練的 Q&A

本篇所彙整的 Q&A，可以幫助大家安全且有效地進行前彎伸展訓練。
請大家仔細閱讀後，有效率地進行前彎訓練哦！

Q1
怎麼做伸展運動比較安全？

A 請盡可能等身體稍微溫熱之後，再進行伸展運動。早上起床後身體並不會馬上活動，所以突然做伸展運動會使肌肉受傷。請先在房間裡走一走，稍微活動一下，再做伸展。

Q2
雖然有進行次數規定，但可以自行增減嗎？

A 只要做伸展運動時感覺舒服，多做幾次都沒有關係，即便少做幾次也能看出效果。但肌力訓練不能每天一直針對同一個部位進行，這點與伸展運動不同。事實上，肌力訓練隔 1 天再做訓練的話，效果更佳。

Q3
為什麼每個動作都要停留 20 秒？用意是什麼？

A 20 秒是為了放鬆僵硬的肌肉，使其變柔軟所必需的時間，可加速提升身體的柔軟度。不到 20 秒鐘並不會完全看不出效果，只不過想要獲得最好的成效，建議還是至少要停留 20 秒以上的時間。

Q4
懷孕期間也能做伸展運動嗎？

A 基本上，懷孕期間也可以做伸展運動，但請務必先與主治醫師諮詢過後再進行。另外，其他像是腳尖跳躍或肌力訓練等腹部需用力的運動，則應該避免進行。

Q5
膝蓋或腰部疼痛時，也能做伸展訓練嗎？

A 會痛的時候，代表肌肉或關節可能發炎了。勉強進行伸展，有時會導致疼痛時間拉長，因此最好避免。請等到疼痛消失後，再開始訓練。

Q6
運動時容易憋氣，該怎麼改善呢？

A 無論是伸展運動或肌力訓練，進行時請務必保持自然呼吸。具體的改善方法，只要一邊出聲數自己做了幾次，就不會出現憋氣的情形。由於吐氣時肌肉會放鬆，因此可以確實感受到肌肉被伸展開來的感覺。

Q7
伸展訓練要做多久，才能看出效果呢？

A 每個人的狀況不同，依據我過去的經驗，有人最快1周左右就能看出效果。此外，每個人效果顯現的方式各有不同，例如有些人身體會變得能夠彎得更下去，或是前彎時會變得更輕鬆等，效果各異。

Q8
為什麼一定要做肌力訓練？

A 即便身體的柔軟度佳，一旦活動身體時超過了可活動範圍，就會受傷。但是，如果能鍛鍊出充滿彈性的肌肉保護關節，即使活動時稍微超出了可動範圍，也不會造成關節受傷，因此做肌力訓練是有其必要的。

Q9
只做每日暖身操不行嗎？

A 身體僵硬的人，單做腳尖跳躍及單腳前彎不會有具體的改善效果。雖然可以維持柔軟度，但是想要提升前彎柔軟度等級的人，還是需要做其他的伸展運動和肌力訓練。

Q10
先做伸展運動或先做肌力訓練，都沒關係嗎？

A 請先做伸展運動，待肌肉充分溫熱之後，再進行肌力訓練。先做肌力訓練的話，肌肉會容易疲勞變得僵硬，導致在做伸展運動時，反而變得難以伸展開來。

豁然開朗！

關於伸展與健康的問題大解析

谷教練長期在小學擔任體育老師，也在復健機構為高齡者做身體復健。
接下來，他要來回答一般大眾最常詢問有關身體柔軟度的問題，
讓各位一次解決所有疑問！

問題 1

我想要減肥，可以先從肌力訓練做起嗎？

在缺乏柔軟度的狀態下做肌力訓練，復胖的機率會提高

減肥後會復胖的人，原因可能就是出在身體僵硬。在身體僵硬的狀態下做肌力訓練，由於肌肉的活動方式不正確，因此無法看出顯而易見的成效。反之，若能先行提高柔軟度，身體自然就會動起來，你的身體就能消耗更多的熱量，進而更容易燃燒脂肪。

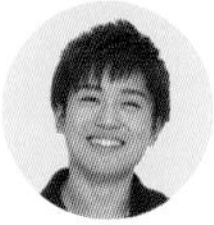

問題 2

我沒有運動習慣，
但是身體柔軟度還不錯，這樣還需要做前彎訓練嗎？

透過前彎伸展訓練，可以減少身體的受傷機率

許多女性平時都沒有運動習慣，但是身體天生就很柔軟。像這些人在做超出可活動範圍的動作時，就很容易缺乏必要的肌肉來保護關節，進而提高關節受傷的風險。為此，即便你的身體柔軟好，肌力也會隨著年齡增加而下降，因此前彎伸展訓練是有其必要的。

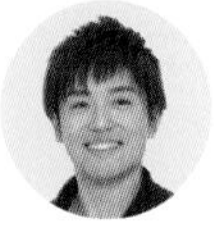

問題 3

我已經超過 60 歲了，做前彎伸展還能看出效果嗎？

不論幾歲，人人都能提高前彎柔軟度

你是否因年紀大，認為身體一定會變僵硬而放棄訓練呢？事實上，這是錯誤的觀念，你還是能夠提高柔軟度。身體不活動，肌肉就一定會變僵硬，這就是所謂的「用進廢退」。雖然身體的柔軟度會隨著年紀增長而下降，但是為了避免加速這種現象，每天還是應該做一些伸展運動。

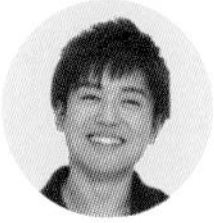

問題
4

我的孩子目前就讀小學，感覺他的身體好像很僵硬，做前彎伸展訓練有用嗎？

透過前彎伸展，可以製造活動全身的機會

我目前在小學擔任體育老師，深切體會到當前小朋友的身體出現兩極化的發展：某些人身體僵硬，某些人身體柔軟。例如經常玩樂或運動，活動身體機會多的小朋友，他們的柔軟度越好；反之，老是待在家裡打電動的小朋友，身體越僵硬。因此，請務必讓家中小孩多做前彎訓練，當作定期活動身體的運動機會。

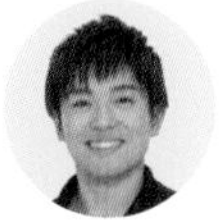

問題
5

我每天都會出門健走，這樣還需要培養柔軟度嗎？

提高柔軟度後，走起路來會更輕鬆

健走能夠有效維持身體健康，但是卻會對膝蓋、髖關節、腰部造成負擔。若身體僵硬，姿態也會變差，甚至會導致運動姿勢走樣。然而只要保持臀部或大腿肌肉的柔軟度，不但能輕鬆地邁開腳步，還能提高背部肌肉的柔軟度。換言之，提高柔軟度後，走起路來就會變得很輕鬆，最終將能提高運動的效果。

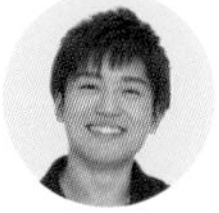

問題
6

前彎柔軟度等級 1 的人，訓練 1 個月後真的能進步到等級 6 嗎？

只要花時間做訓練，任何人都做得到

每天勤勞地做伸展運動，均衡地做肌力訓練培養肌肉的彈性，就能從等級 1 進步到等級 6。由我負責訓練的學員當中，就有人花了 3 個月的時間，從等級 2 進步到了等級 6。不論是關節或肌肉，不去使用就會僵硬。因此，持之以恆地每天動一動，就能提高柔軟度。

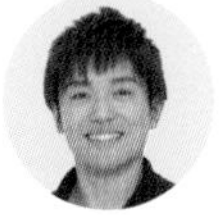

問題
7

我們全家人的身體都很僵硬，請問柔軟度好壞是會遺傳的嗎？

柔軟度與生活環境及運動習慣的關係，更為密切

不可否認，遺傳的確是悠關柔軟度好壞的重要因素之一。但是小孩子會受到父母的生活習慣及飲食習慣所影響，因此與其說是遺傳，我認為生活環境的影響層面更大。假使父母屬於經常活動身體的人，小孩子活動身體的機會就會增加，所以柔軟度照理來說也會提高。

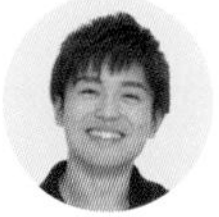

column 2

前彎很吃力跑步就會慢？日本男子田徑接力賽出類拔萃的原因

就民族特質而言，據說黑人天生大多屬於骨盆往前傾倒的前傾姿勢，反觀日本人則以骨盆往後傾倒的後傾姿勢偏多。也就是說，日本人可能原本就是不擅長前彎的民族。

不過田徑比賽的頂尖運動選手們在跑步時，骨盆都是呈現前傾的狀態；尤其在短距離賽跑時，更為顯著。骨盆前傾非常重要的原因，在於重心放在前方，才容易使體重移動。也就是說若能夠做到這點的人，就能跑得很快，所以日本人的體型可說十分不利於跑步。

因此在 2016 年的巴西里約奧運，日本隊能在男子 400 公尺接力賽中贏得銀牌，是非常了不起的一件事。畢竟是在體格取勝、黑人主導的強敵中拿下了第 2 名。

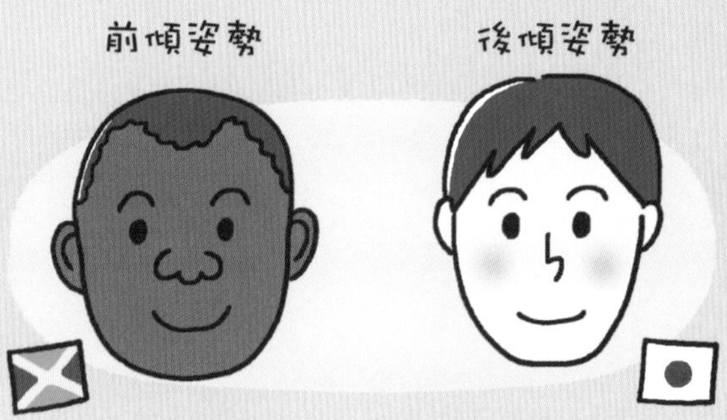

PART

3

讓前彎柔軟度三級跳！有效提升肌肉彈性的肌力訓練

肌力訓練除了能改變肌肉量之外，也能改變肌肉的品質。
希望大家能打造出猶如橡皮般，能自由縮放的肌肉彈性，
使身體不論是體態或體能方面，都有更好的表現。

透過肌力訓練培養肌肉彈性

透過伸展運動至多只能練出身體的柔軟度。當身體的柔軟度提升至某種程度後，還必須接著做肌力訓練。我認爲投入肌力訓練的時間點，應從達到前彎柔軟度等級四之後，再開始進行。

一定要進行肌力訓練的原因，是它可以提升肌肉的品質，而且還能維持隨著年齡增長而遞減的肌肉量。一旦肌肉量減少，代謝就會變差，進而導致肌肉無法有效保護身體及關節，造成各種疼痛傷害。然而，透過伸展運動並無法增加肌肉量，也無法培養出體力。

事實上，研究結果已經發現，肌肉量在二十五歲過後就會開始逐漸減少，自四十歲開始將明顯下降。尤其是下半身、軀幹的機能會明顯衰退；假使放任不管，一旦年紀到了八十歲之後，肌力只會剩下三十歲時的一半，其中位於軀幹的肌肉腰大肌，具有彎曲髖關節、使骨盆立起等作用；當這部分的肌肉開始衰弱，便會對前彎動作造成不良影響。換言之，隨著年齡增長，維持肌肉量也將變得越來越重要。

肌肉量會隨著年齡增長而衰退

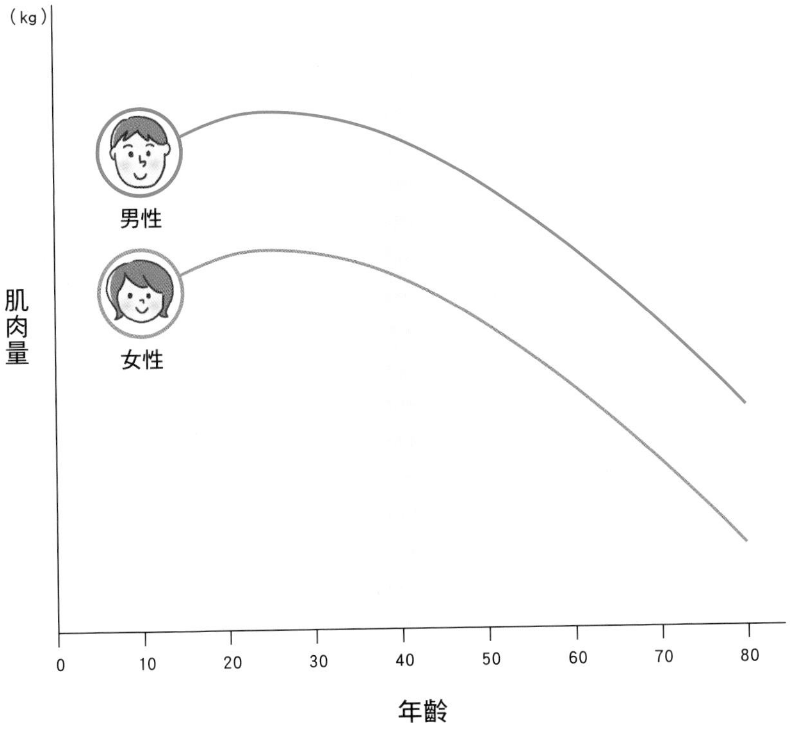

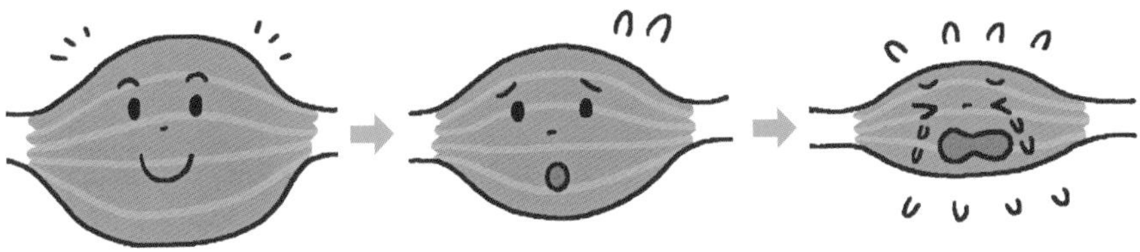

肌肉量會隨著年齡增長而減少，當肌肉變細之後，肌力也會減退；其中，對抗重力肌的影響尤其嚴重，然而與前彎動作有關的肌肉，例如豎脊肌、闊背肌、臀大肌正好就是屬於抗重力肌。

進行肌力訓練時，姿勢比次數更重要

自次頁起，我要爲大家介紹的，就是鍛鍊臀部及大腿等下半身的肌力訓練，以及上半身的肌力訓練。所有的肌力訓練，全部都是可以鍛鍊到前彎柔軟度相關肌肉的運動。在下半身的肌力訓練中，將介紹包含大家熟悉的深蹲等十一種運動。而上半身的肌力訓練，則是能鍛鍊到腹部周圍肌肉、肩胛骨周圍肌肉、胸部肌肉的運動。

每種運動的負荷程度，會在運動名稱下方以「小」、「中」、「大」這幾個字作標示。建議初學者或是沒有運動習慣者，先從負荷量「小」的運動開始做起，等到這項運動能夠輕鬆完成後，接下來再繼續進行負荷量大的運動。以下是注意事項：

- 姿勢比次數更重要。
- 不要憋氣，自然呼吸。
- 肌力訓練兩天做一次就好。

其中最重要的一點，就是保持正確姿勢。若過於著重次數但姿勢不正確的，不僅效果不佳，甚至可能會導致運動傷害。

深蹲

強化大腿與臀部肌肉

肌肉負荷量 小

進行次數 10 次

1

雙腳打開與肩同寬站立，肩膀放鬆。

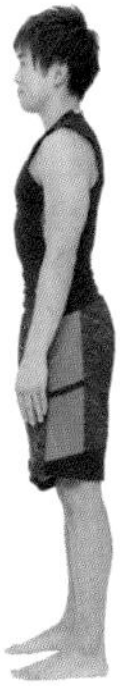

2

雙手往前伸直，膝蓋彎曲後將臀部往後移動蹲坐，再回到動作 1；注意膝蓋不可超出腳尖。

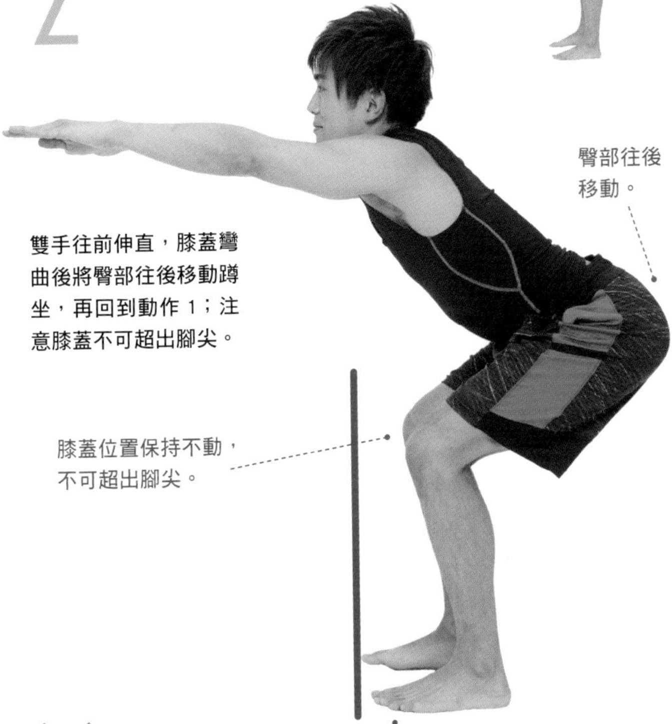
臀部往後移動。
膝蓋位置保持不動，不可超出腳尖。
重心放在小趾與無名趾。

NG

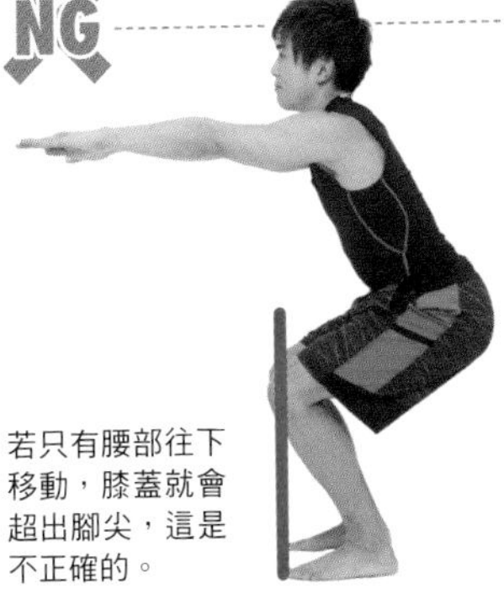

若只有腰部往下移動，膝蓋就會超出腳尖，這是不正確的。

扶椅單腳後踢

鍛鍊臀部，還能有效提臀

肌肉
負荷量 小

1

背部挺直，站在一張椅子後方，雙手放在椅背上。

2

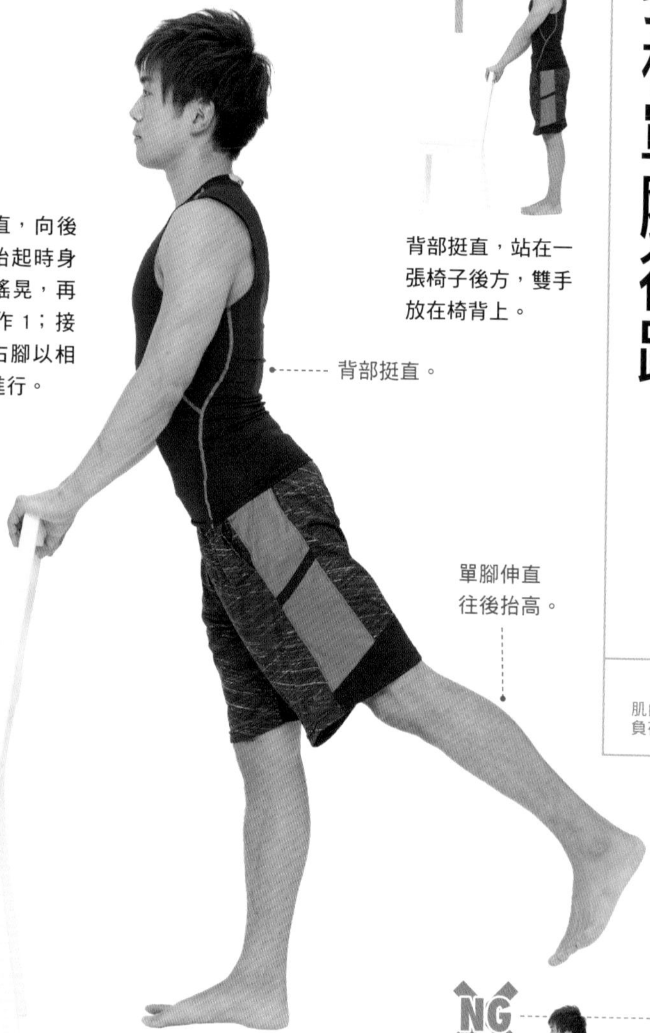

左腳打直，向後抬高，抬起時身體不可搖晃，再回到動作 1；接著，換右腳以相同方式進行。

背部挺直。

單腳伸直
往後抬高。

NG

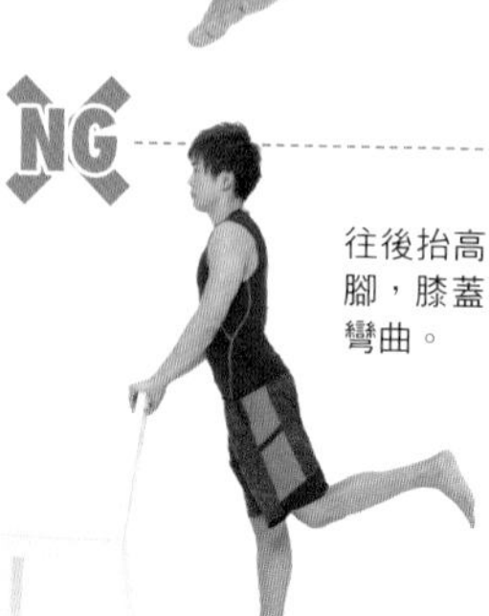

往後抬高的那隻腳，膝蓋不可以彎曲。

進行次數

左右
各 10 次

臀部和大腿的
肌力訓練③

扶椅單腳斜後踢

強化臀側，讓臀部更緊實

肌肉負荷量 小

進行次數
左右
各 10 次

1

背部挺直，站在一張椅子後方，雙手放在椅背上。

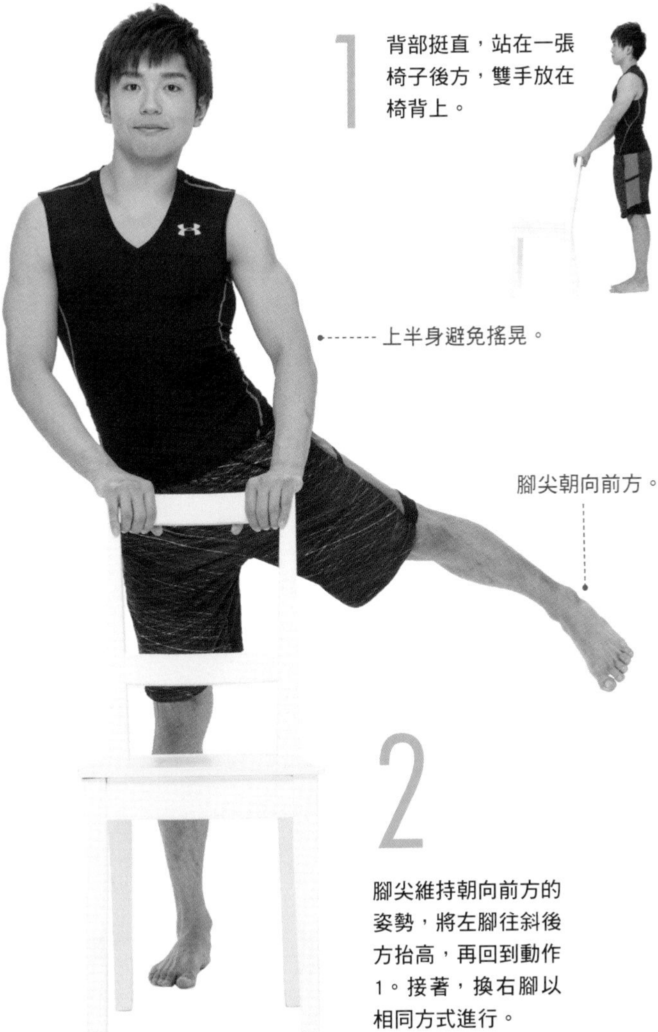

上半身避免搖晃。

腳尖朝向前方。

2

腳尖維持朝向前方的姿勢，將左腳往斜後方抬高，再回到動作1。接著，換右腳以相同方式進行。

側面

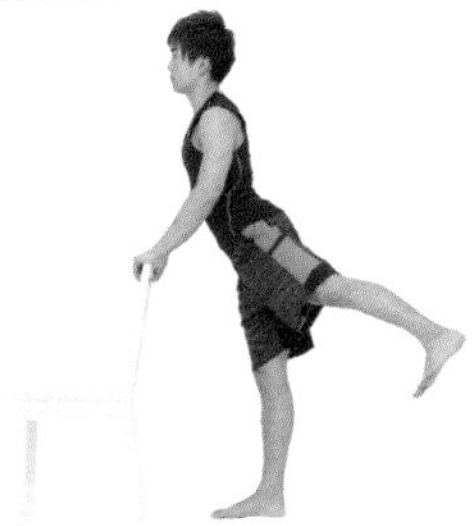

NG

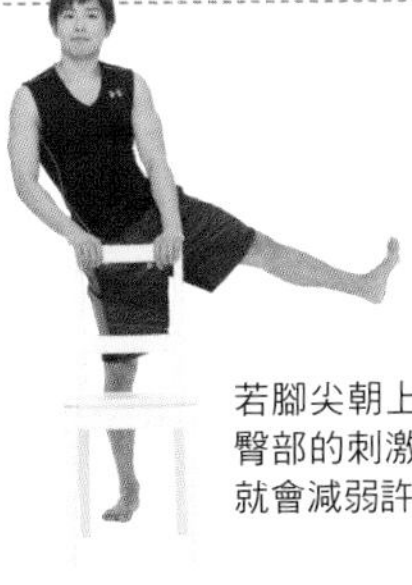

若腳尖朝上，對臀部的刺激效果就會減弱許多。

單腳深蹲

刺激效果比傳統深蹲更好

肌肉
負荷量 中

1

放鬆肩膀，雙腳
微開站立。

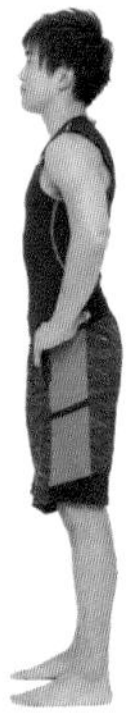

2

雙手插腰，左腳
往斜後方移動，
以腳尖站穩。

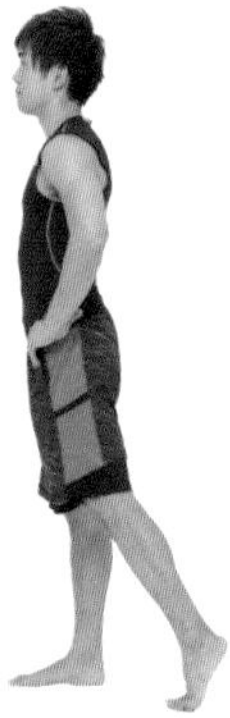

3

膝蓋的位置不變，將
臀部往後移動，使體
重施加在前腳後腳跟 8
成左右之後，再回到
動作 2。接著，換右
腳以相同方式進行。

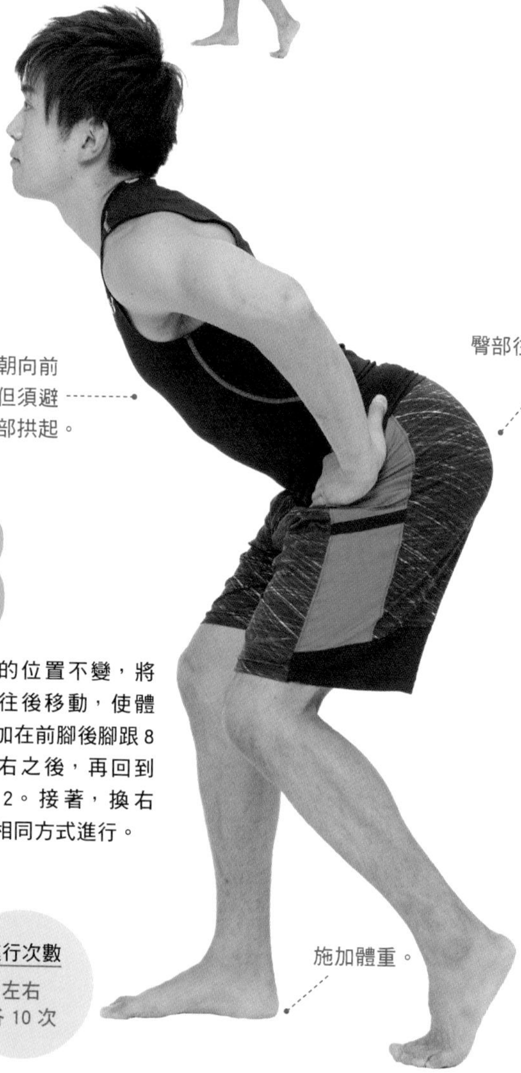

胸部朝向前
方，但須避
免背部拱起。

臀部往後移動。

施加體重。

進行次數

左右
各 10 次

正面

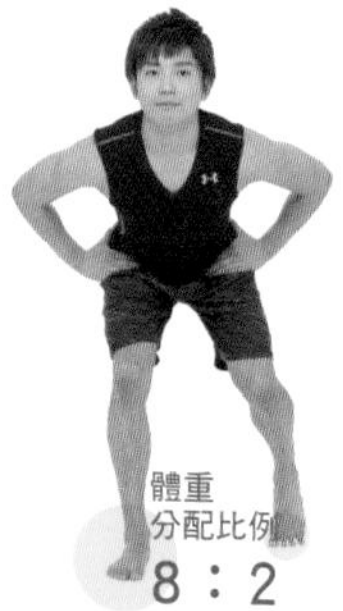

將體重以前腳 8、後腳
2 的比例分配。

臀部和大腿的肌力訓練⑤

髖關節畫大圓

大幅度轉動，有效鍛鍊臀部周圍肌肉

1

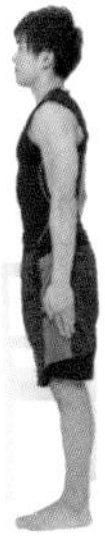

右手放在椅背上，肩膀放鬆，雙腳靠攏站好。

2

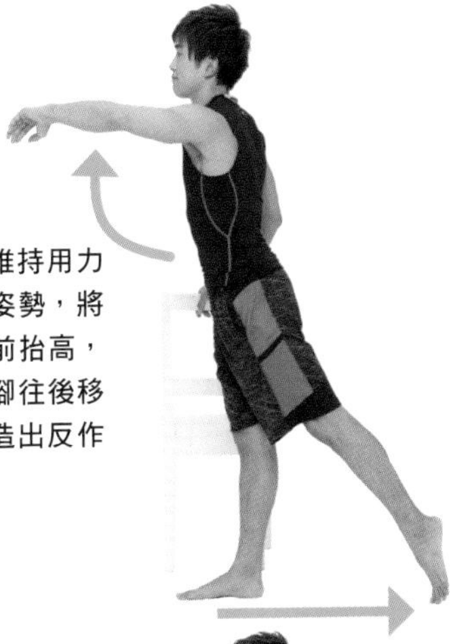

上半身維持用力挺直的姿勢，將左手往前抬高，同時左腳往後移動，製造出反作用力。

3

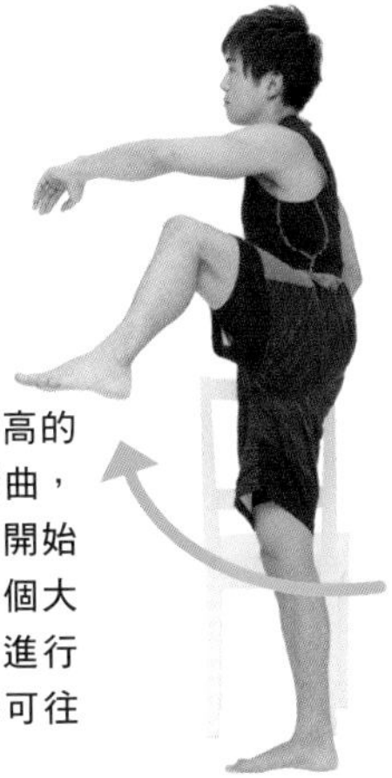

左腳往前抬高的同時膝蓋彎曲，從髖關節處開始轉動，畫一個大圓。注意，進行時上半身不可往側邊傾倒。

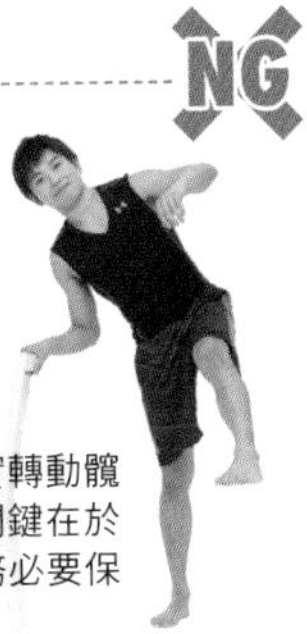

想要確實轉動髖關節，關鍵在於上半身務必要保持挺直。

4

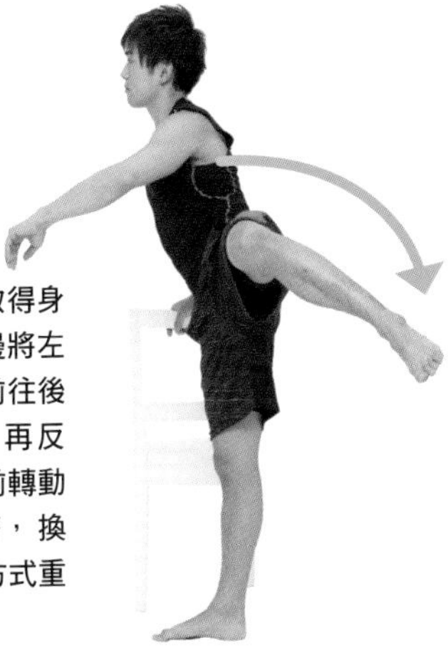

一邊靠右腳取得身體平衡，一邊將左腳髖關節由前往後轉動 10 圈，再反過來由後往前轉動 10 圈。接著，換右腳以相同方式重複進行。

正面

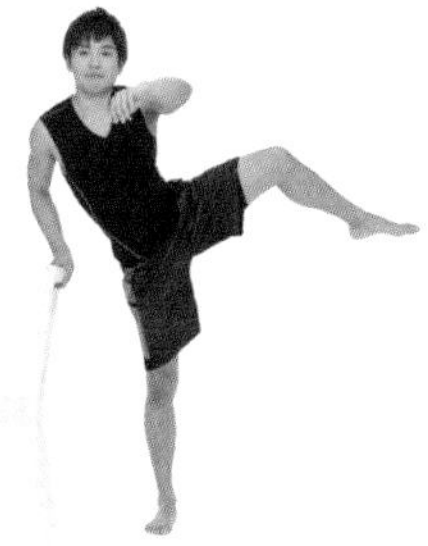

肌肉負荷量 中

進行次數

分別往前、往後轉動 10 圈
左右各做 1 組

臀部和大腿的
肌力訓練⑥

跨腳深蹲

緊實臀部肌肉，打造美臀

肌肉負荷量 中

進行次數
左右各做 1 次
共進行 20 組

1

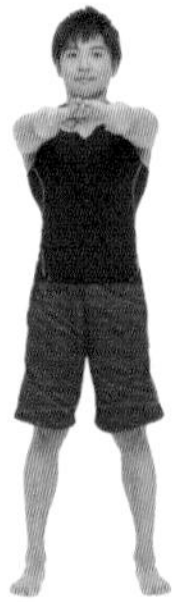

雙腳打開略比肩寬站立，雙手往前伸直，手指交疊。

2

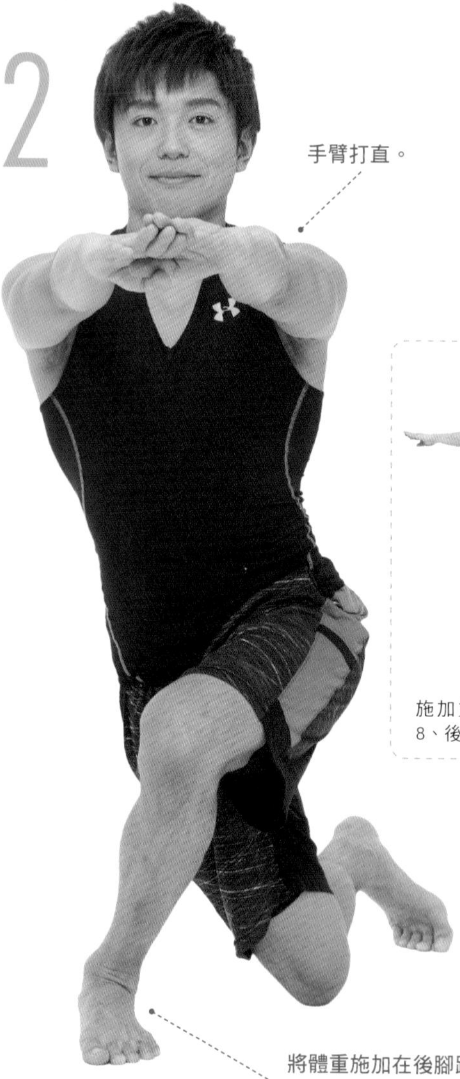

手臂打直。

將體重施加在後腳跟的外側。

維持雙手向前伸直，左腳往右前方跨後蹲下，右腳膝蓋貼地，再回到動作1。接著，換右腳以相同方式進行。

正面

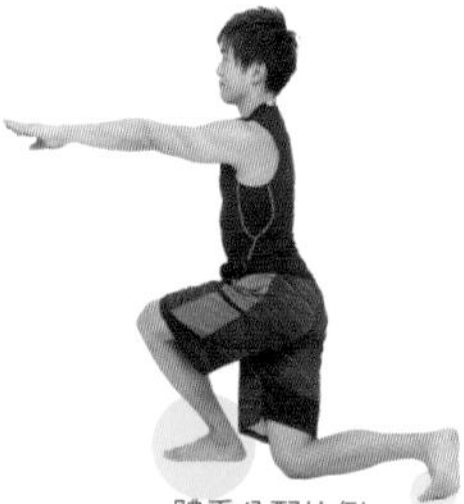

體重分配比例
8：2

施加重量的比例為前腳8、後腳2。

NG

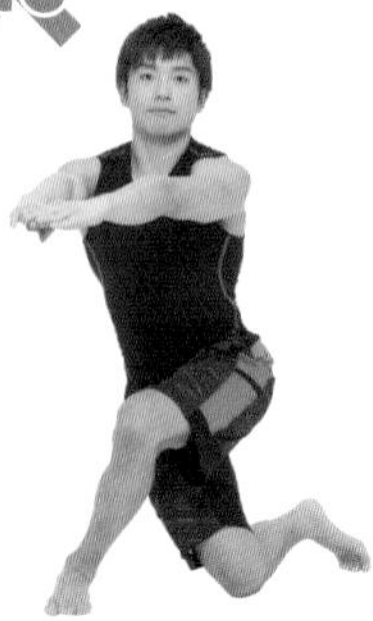

腰部往下移動時，上半身不可左右搖晃。此外，雙手也不能左右晃動。

橋式運動

全面鍛鍊臀部周圍肌肉

肌肉負荷量 中

進行次數

10 次

1 膝蓋彎曲平躺，雙手放在身體兩側，手掌貼地。

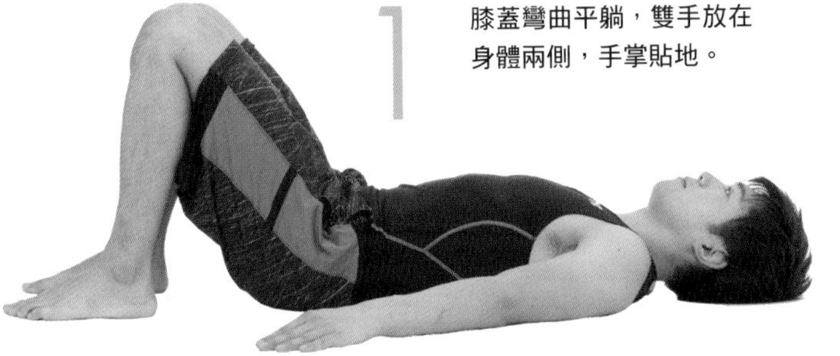

2 臀部用力，將臀部抬起，再回到動作 1 重複進行。若覺得臀部無力，雙腳腳底與雙手可以稍微用力往地板壓，做為支撐。

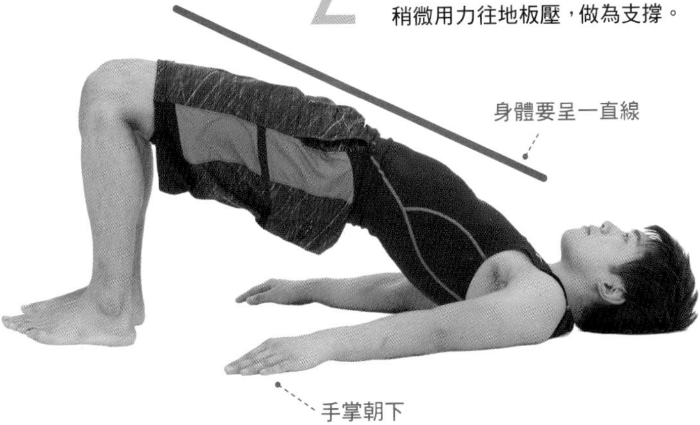

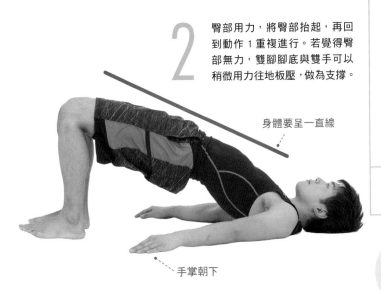

NG

腳尖不可立起，才能充分刺激臀部肌肉。

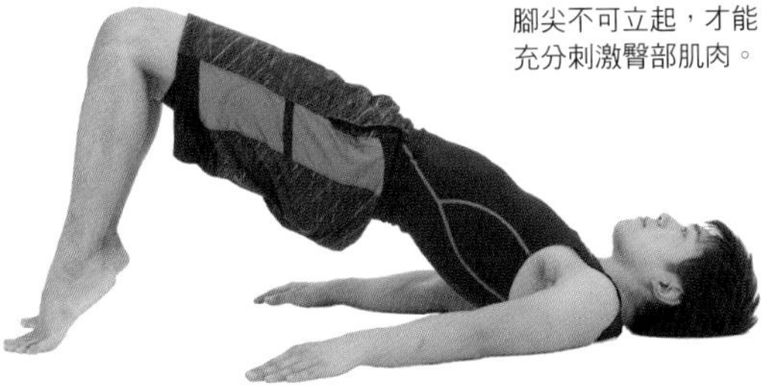

跳躍深蹲

基本深蹲加跳躍

肌肉負荷量 大

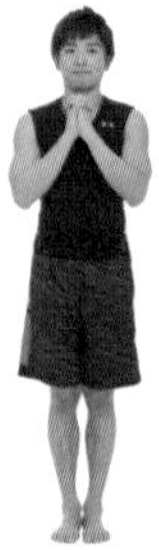

1 十指於胸前交扣，背部挺直，雙腳併攏站好。

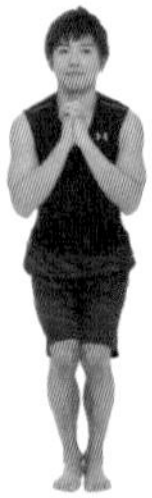

膝蓋彎曲後，準備跳起……。

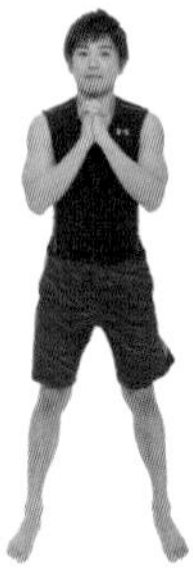

2 輕輕跳起後，雙腳打開。

3 落地後深蹲（P.83），再回到動作 2，接著有節奏地重複進行。

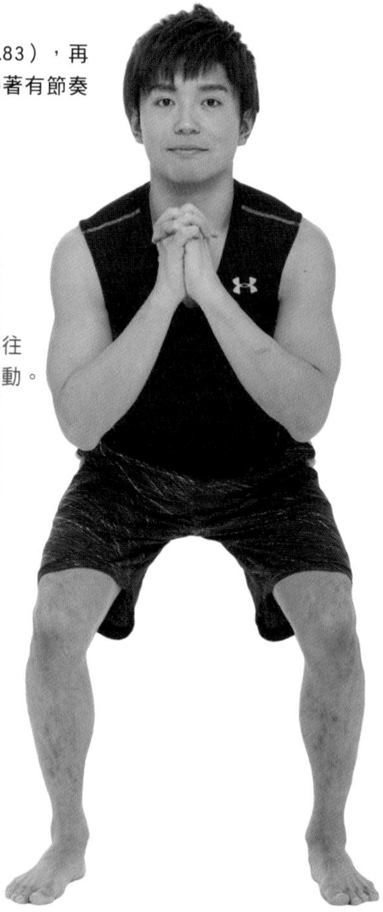

側面

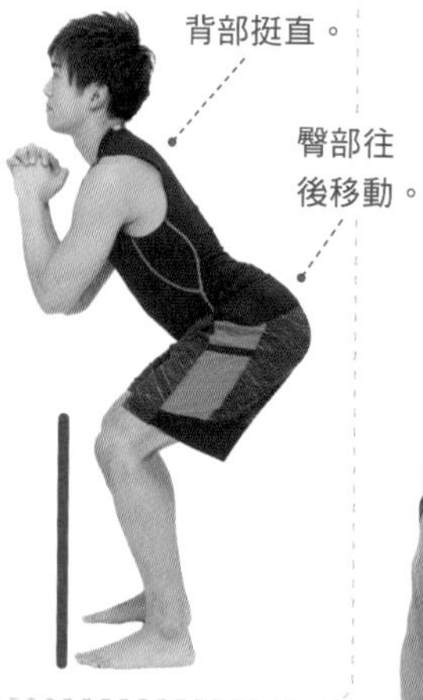

進行次數

20 次

NG

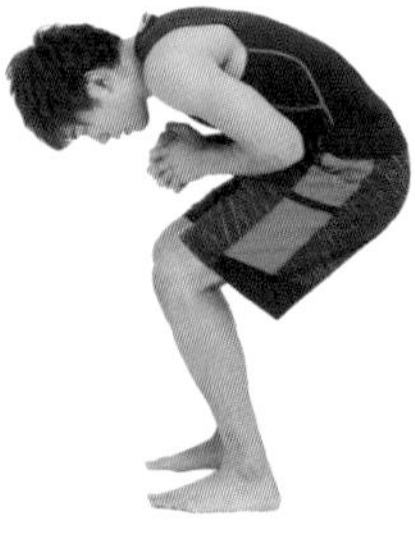

著地時應避免背部拱起，需確實將腰部往下移動。

臀部和大腿的
肌力訓練⑨

擴臀深蹲

緊實臀部的效果非常顯著

進行次數
左右各做 1 次
共進行 10 組

1

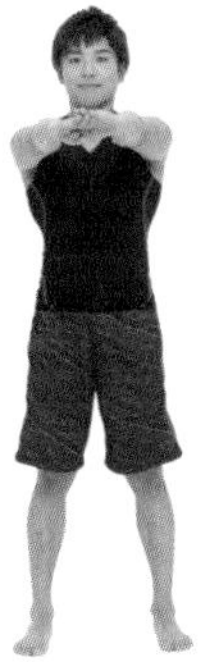

雙腳打開略比肩寬站立，雙手往前伸直，手指重疊。

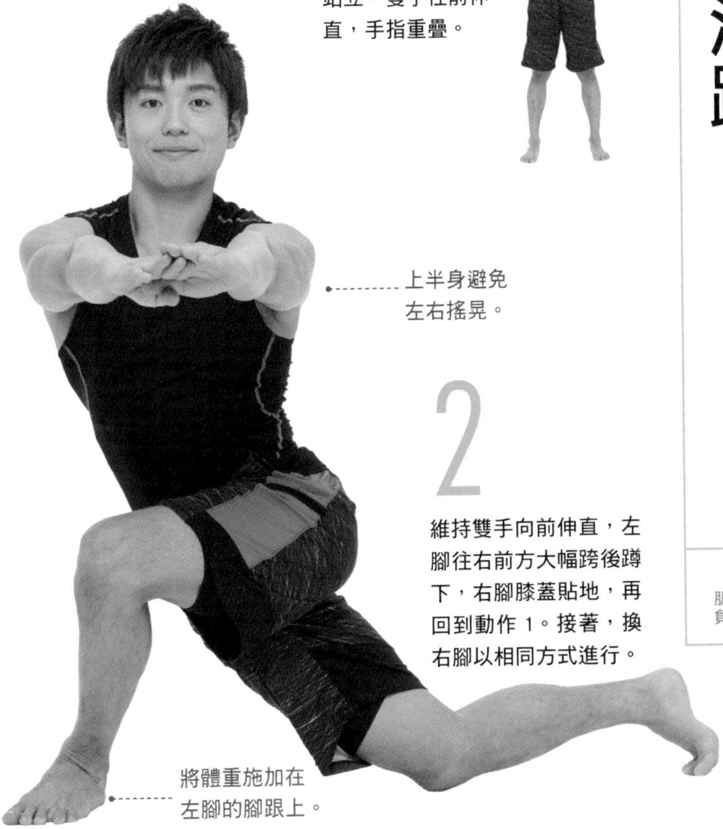

上半身避免左右搖晃。

將體重施加在左腳的腳跟上。

2

維持雙手向前伸直，左腳往右前方大幅跨後蹲下，右腳膝蓋貼地，再回到動作 1。接著，換右腳以相同方式進行。

肌肉負荷量 大

側面

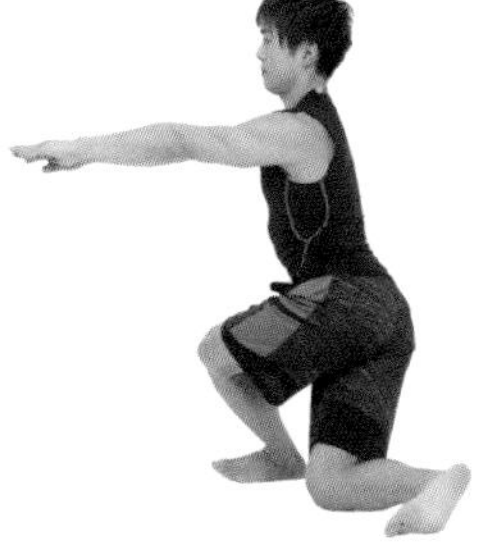

NG

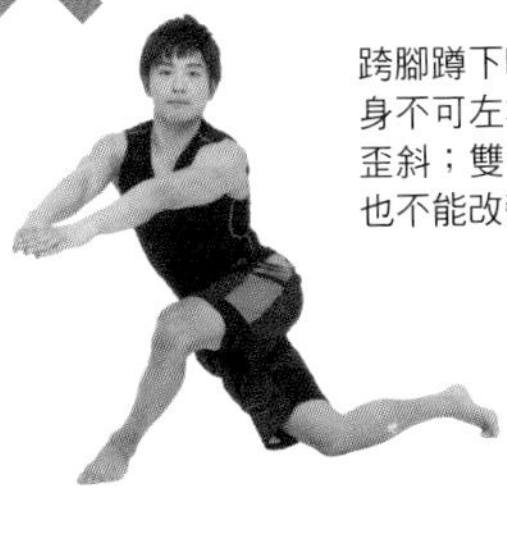

跨腳蹲下時，上半身不可左右搖晃或歪斜；雙手的位置也不能改變。

單腳橋式運動

除了臀部，還能鍛鍊軀幹肌肉

肌肉負荷量 大

1

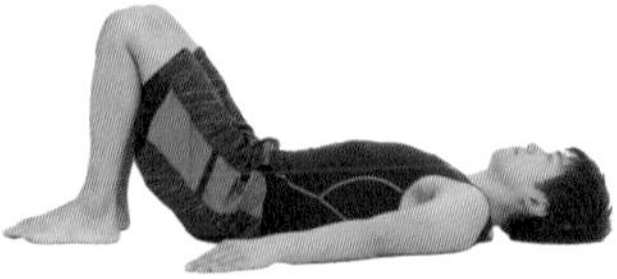

膝蓋彎曲平躺，雙手放在身體兩側，手掌貼地。

2

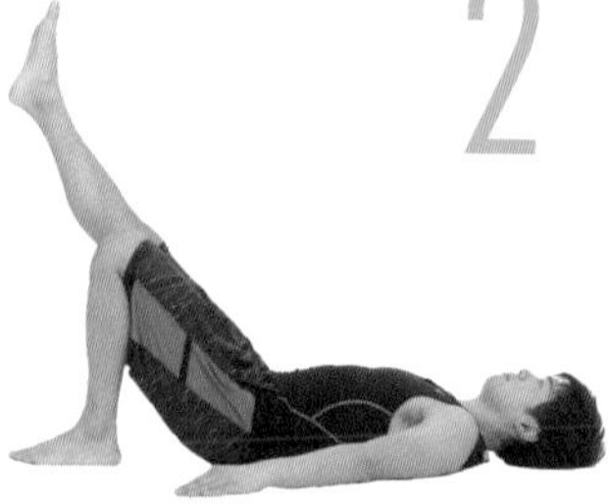

右腳向上伸直，下背緊貼地面。

3

維持右腳伸直的姿勢，將臀部往上抬高，使身體呈現一直線；再回到動作 2 重複進行。接著，換左腳以相同方式進行。

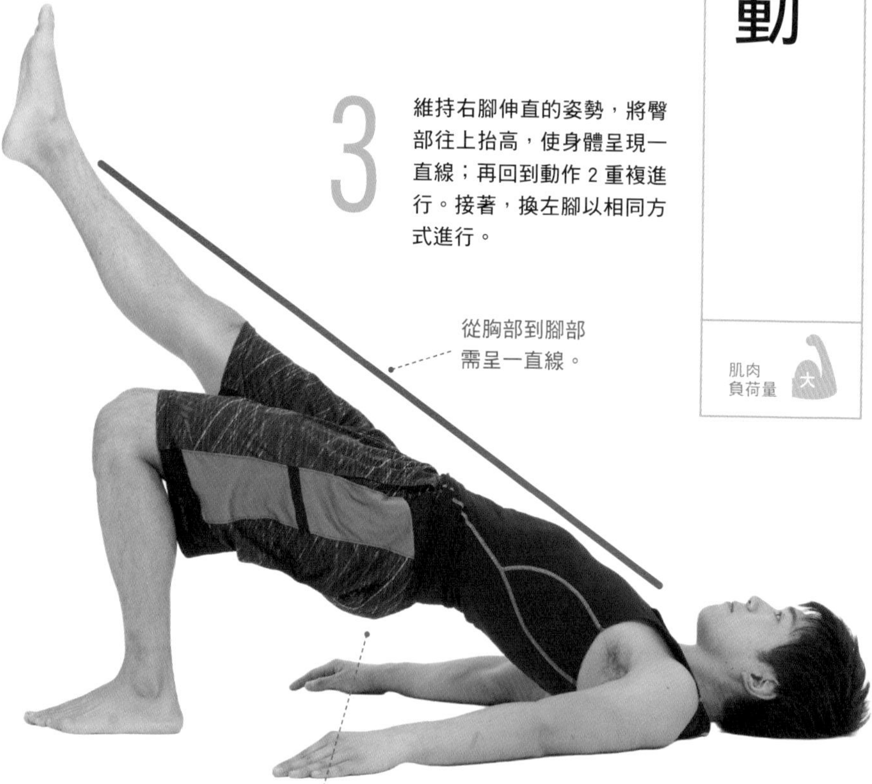

進行次數

左右各做 10 次
共進行 3 組

後弓箭步

鍛鍊臀部上方，同時美化線條

進行次數
左右各做 1 次
共進行 3 組

1

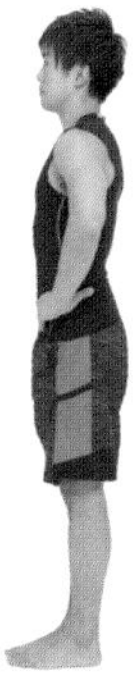

背部挺直，雙腳併攏站立，雙手插腰。

2

左腳往後跨一大步，使左膝貼地；右腳膝蓋彎曲，向下蹲；上半身維持抬頭挺胸的姿態。回到動作 1，換將右腳往後移動，以相同方式重複進行。

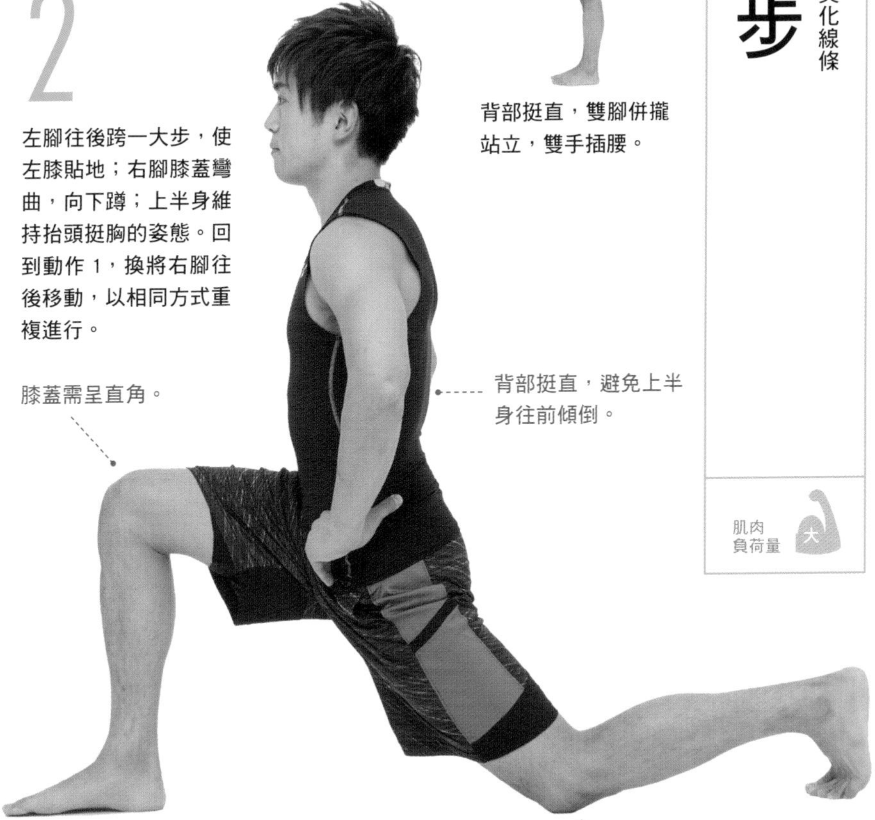

膝蓋需呈直角。

背部挺直，避免上半身往前傾倒。

膝蓋貼地。

NG

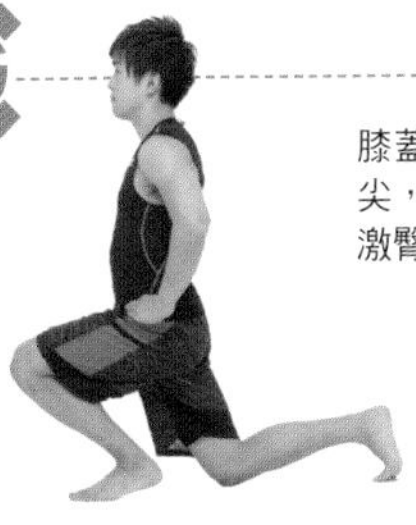

膝蓋若過度超出腳尖，就無法有效刺激臀部。

肌肉負荷量 大

轉動肩胛骨

放鬆僵硬的背部

肌肉負荷量 小

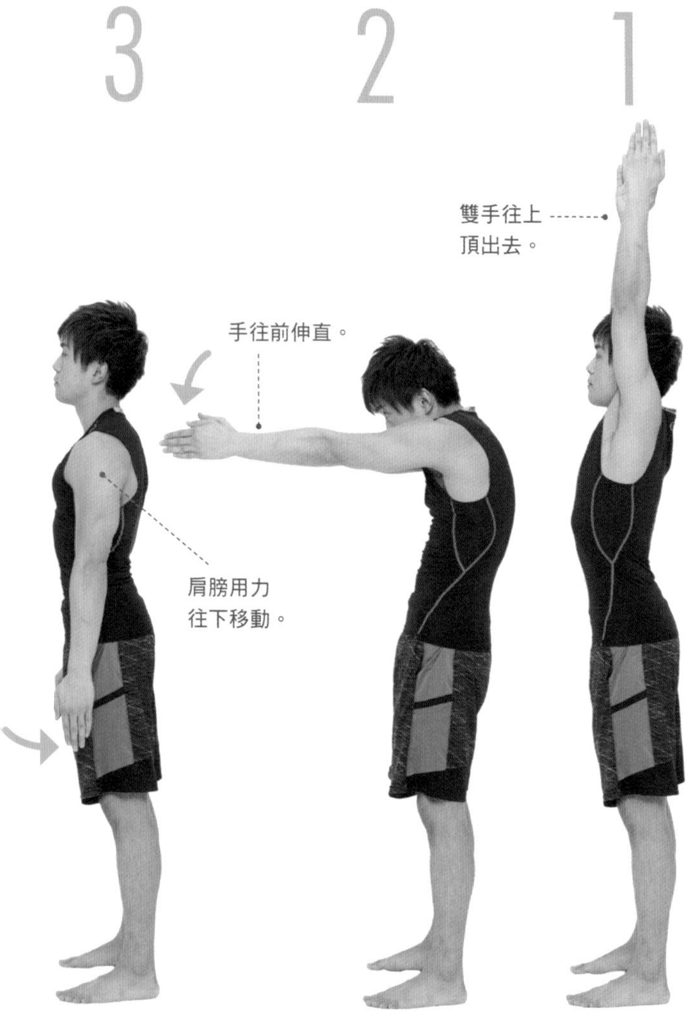

3
2
1
雙手往上頂出去。
手往前伸直。
肩膀用力往下移動。

1 背部挺直，雙手往上伸直，雙腳維持貼地的姿勢，打直站立。

2 將注意力放在打開肩胛骨的動作上，雙手往前方用力伸直。

3 背部挺直，將注意力放在肩膀用力往下移動的動作上，將雙手放下。

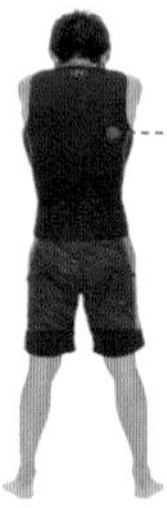

打開肩胛骨

如何打開肩胛骨？就是將左右兩側的肩胛骨分別往兩側分開。

進行次數

分別往前、往後轉動10圈

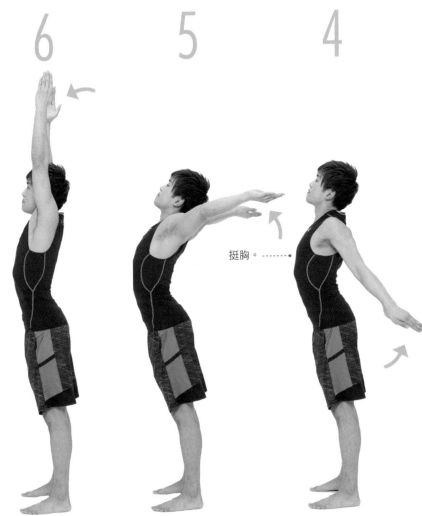

4

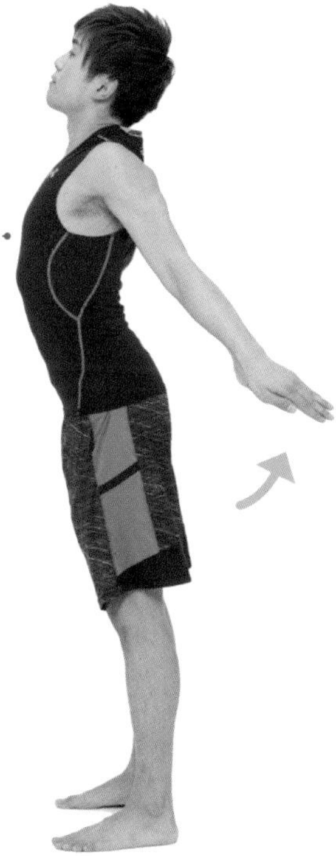

挺胸，將注意力放在夾緊肩胛骨的動作上，然後將雙手往後方抬高。

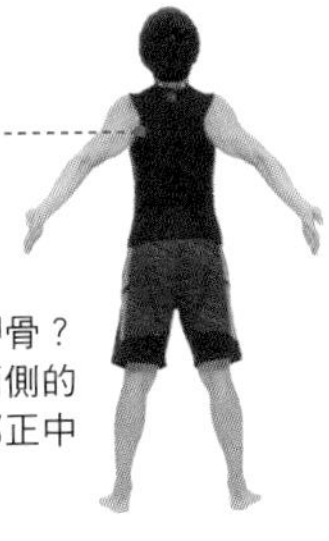

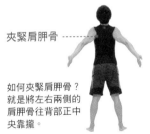

如何夾緊肩胛骨？就是將左右兩側的肩胛骨往背部正中央靠攏。

5

使肩胛骨大幅度地活動伸展，再將雙臂往前轉動。

6

當雙手轉動至頭頂的位置後，接下來要往反方向轉動。

上半身的
肌力訓練②

擴胸運動

幫助肩胛骨的動作更順暢

1

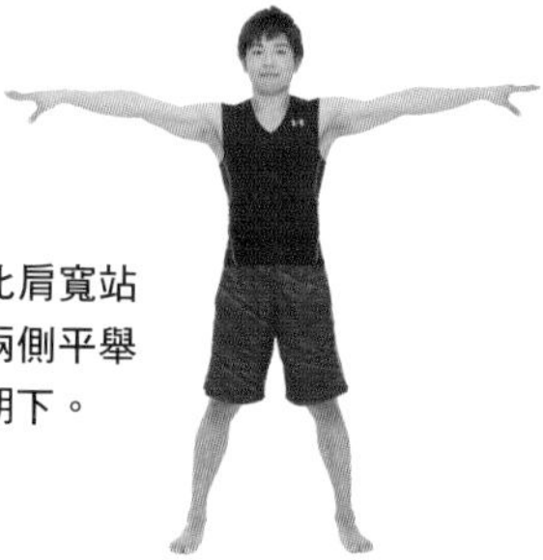

雙腳打開略比肩寬站立，雙手往兩側平舉伸直，掌心朝下。

2

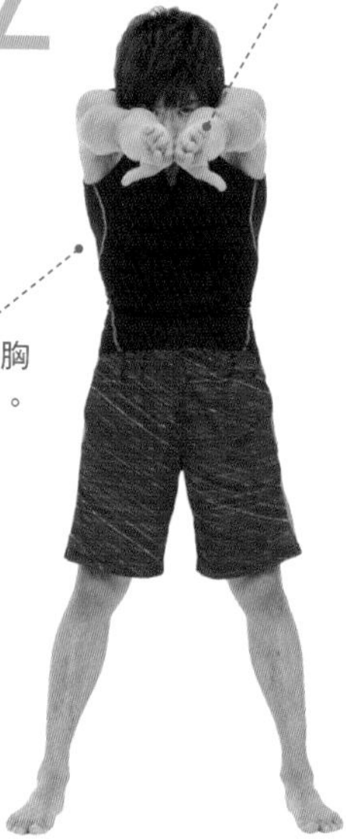

收下巴，手臂維持打直的姿勢，手背往前伸直，於胸前合十，使胸部闔起。此時，要將注意力放在打開肩胛骨的動作上。

3

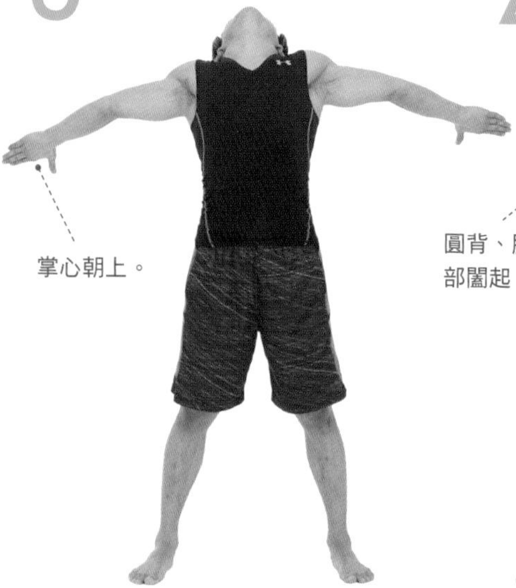

頭部朝上抬，同時雙手往兩側打開，掌心朝上，將胸部用力打開。回到動作 2，重複進行數次。

側面

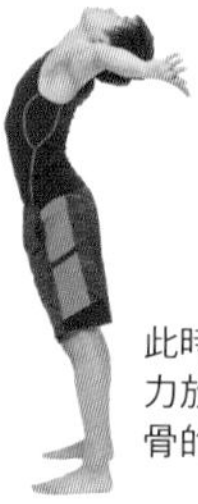

此時，要將注意力放在夾緊肩胛骨的動作上。

肌肉
負荷量 小

進行次數
10 次

上半身的
肌力訓練③

跪地伏地挺身

鍛鍊胸部周圍的肌肉

肌肉
負荷量 中

進行次數
10 次

1

肩膀必須位在
手部的正上方。

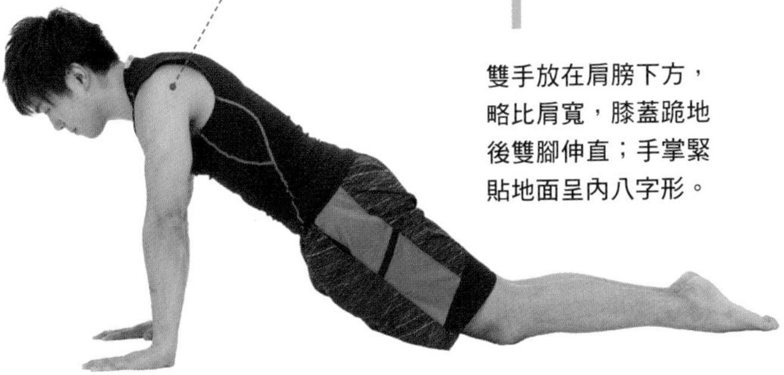

手呈內八字形。

雙手放在肩膀下方，略比肩寬，膝蓋跪地後雙腳伸直；手掌緊貼地面呈內八字形。

2

手肘往兩側打開。

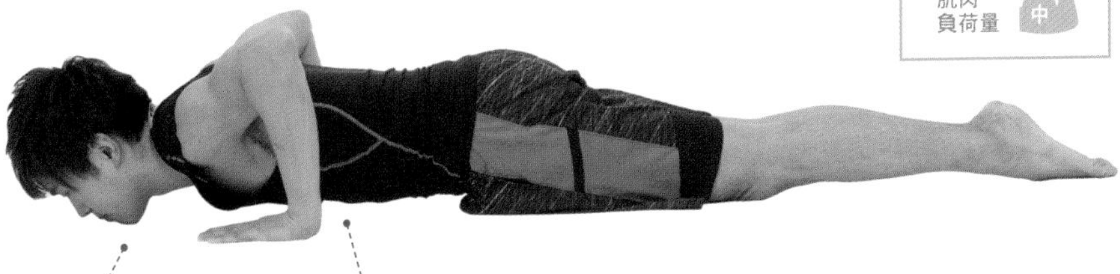

下巴貼地。

想像將胸部
伸展開來的
感覺。

腋下打開、手肘彎曲，胸部靠近地板。此時，要將注意力放在胸部擴展的動作上。回到動作1重複進行數次。

NG

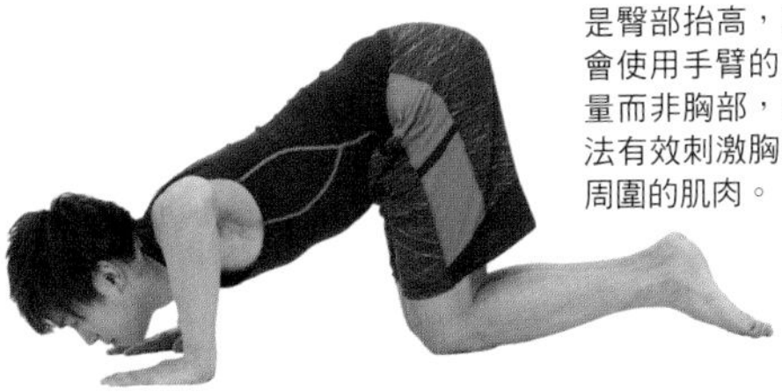

手肘彎曲時，要是臀部抬高，就會使用手臂的力量而非胸部，無法有效刺激胸部周圍的肌肉。

交叉抬腿碰膝

鍛鍊軀幹，並緊實腰部周圍肌肉

1

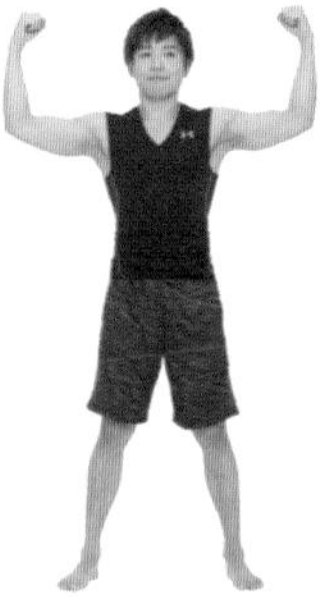

雙腳打開略比肩寬站立，手臂往兩側打直後彎曲手肘。

2

左腳抬高，同時左膝與右手手肘互碰；回到動作 1，換左手肘與右膝互碰。接著，有節奏地左右交替進行抬腿碰膝的動作。

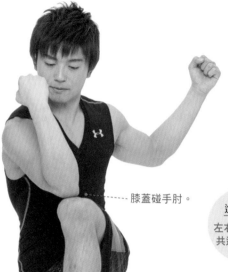

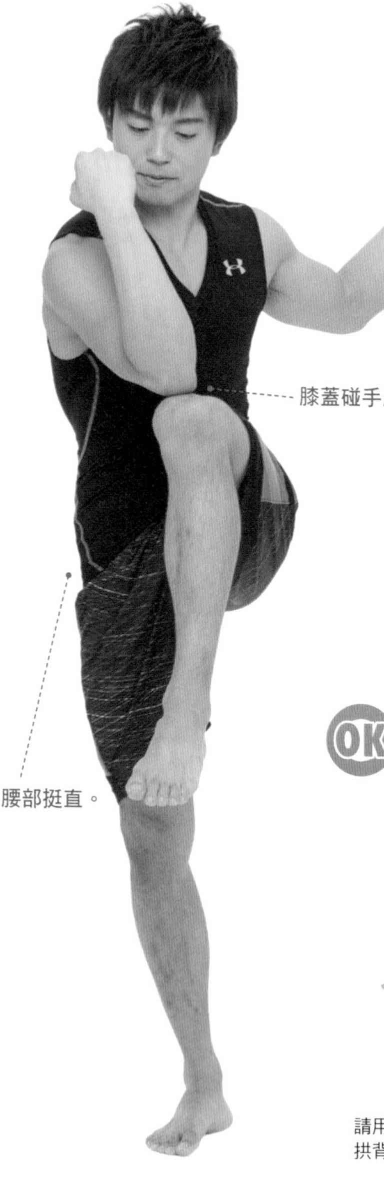

膝蓋碰手肘。

腰部挺直。

進行次數

左右各做 1 次
共進行 10 組

肌肉負荷量　中

OK

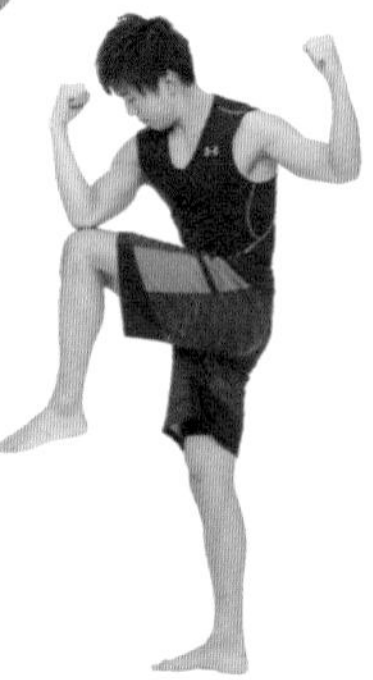

NG

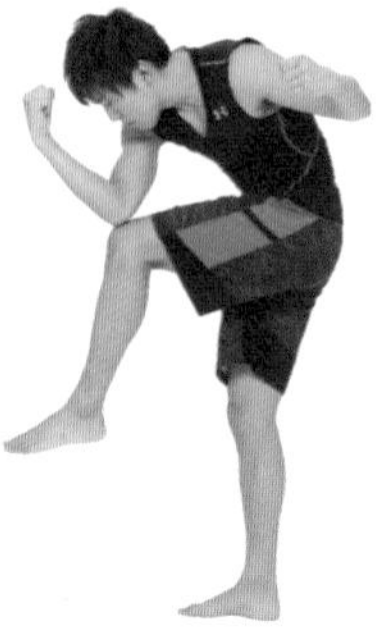

請用腹部的力量將大腿抬高，藉此鍛鍊軀幹。反之，進行時若拱背，就表示沒有使用到軀幹，施力錯誤。

伏地挺身

想要鍛鍊胸大肌必做的訓練

肌肉負荷量 大

1 手臂打開略比肩寬，雙手放在肩膀正下方，貼地呈八字形。雙腳伸直向後，以腳尖撐地。

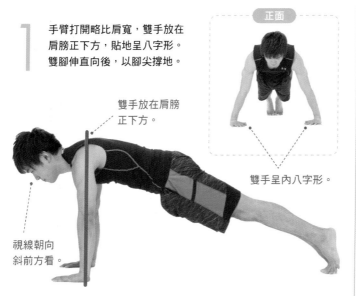

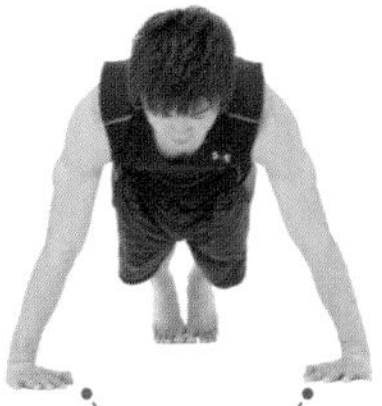
正面
雙手呈內八字形。

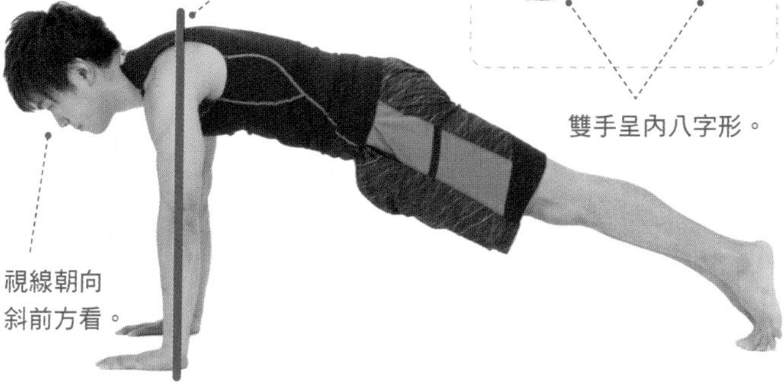
雙手放在肩膀
正下方。
視線朝向
斜前方看。

進行次數
10 次

2 彎曲手肘，同時將身體往下壓，壓至僅有下巴貼地但身體不貼地的程度為止。接著手掌用力，撐起上半身，回到動作 1 再重複進行數次。

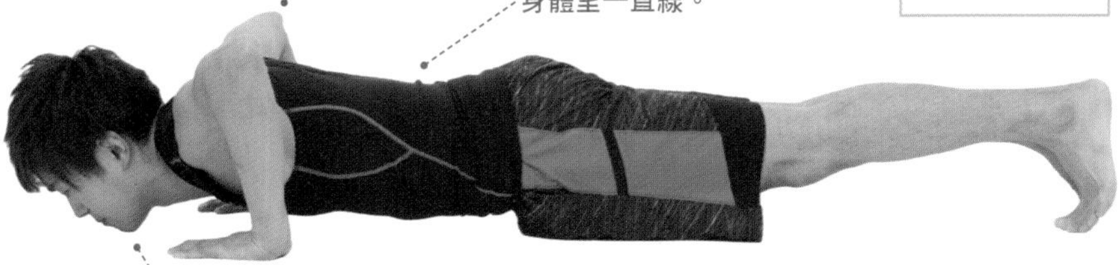
手肘往兩側
打開。
身體呈一直線。
下巴貼地。

OK

手肘往兩側打開，可讓胸部肌肉獲得充分的刺激。

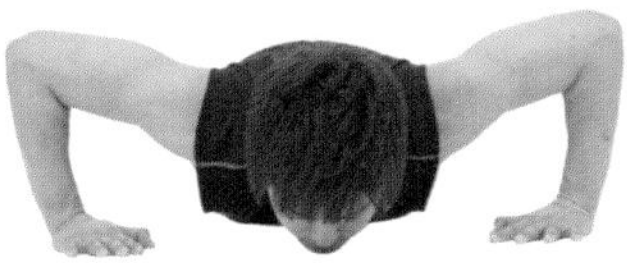

NG

手肘如果沒有打開或彎曲，便無法有效刺激到胸部肌肉。

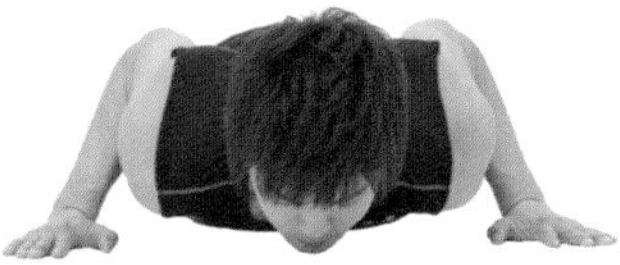

三種核心肌群訓練

徹底鍛鍊軀幹前方、兩側與後方

肌肉負荷量 大

棒式

進行次數
5 次

1 背部挺直，將雙手手肘與稍微彎曲的雙腳膝蓋貼地。

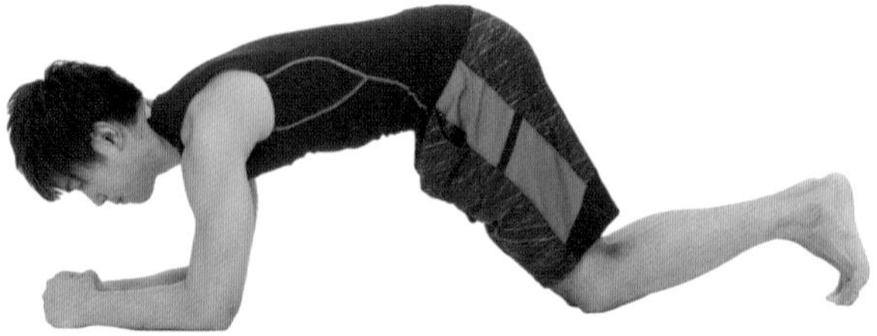

2 雙腳伸直，腹部用力，將身體撐起，停留 20 秒。接著回到動作 1，重複進行數次。

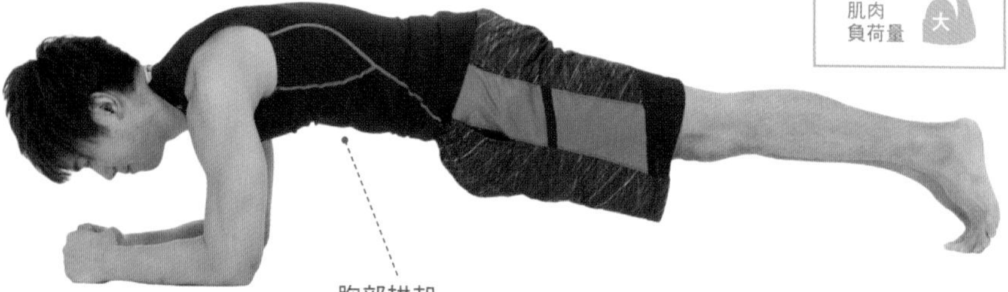

NG

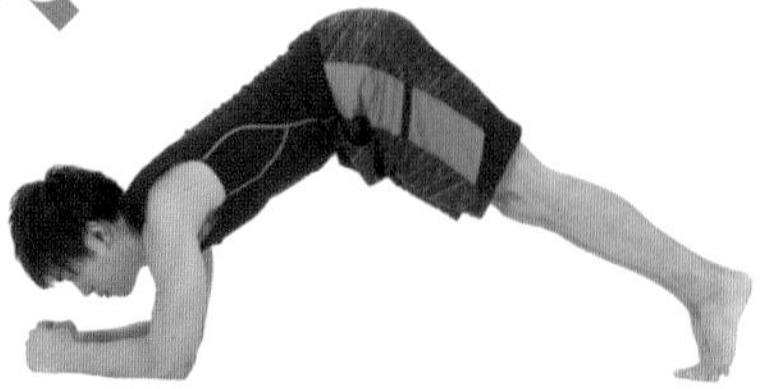

軀幹沒有用力，就只有臀部往上抬高，這樣是錯誤的。

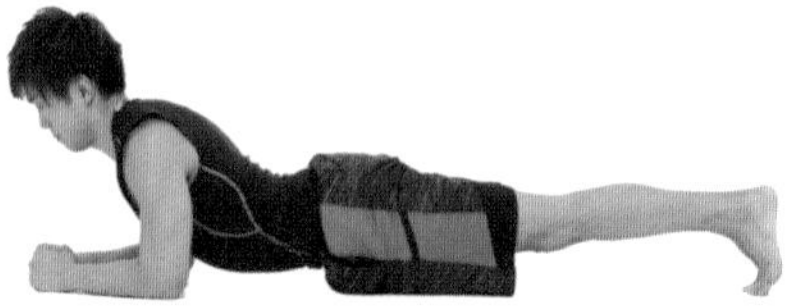

無法完全支撐身體，腰部就會掉下去，代表軀幹力量不足。

側棒式

1

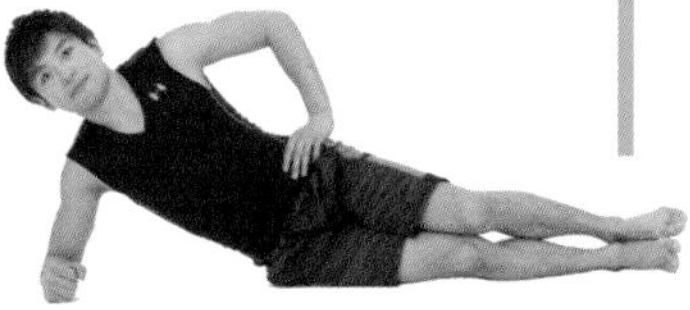

雙腳併攏右側躺，右手手肘撐地，左手插腰。

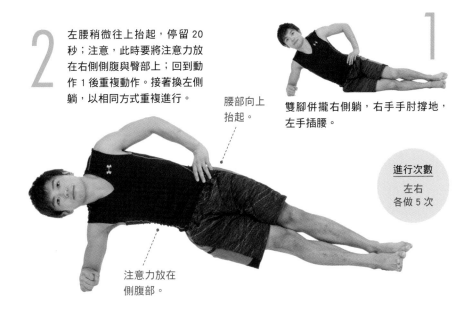

2

左腰稍微往上抬起，停留 20 秒；注意，此時要將注意力放在右側側腹與臀部上；回到動作 1 後重複動作。接著換左側躺，以相同方式重複進行。

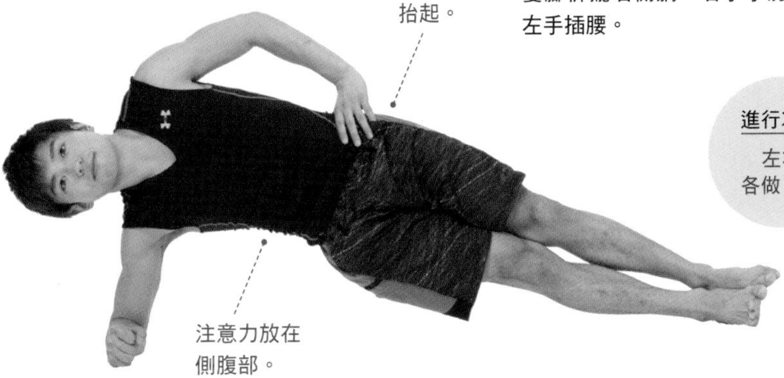

進行次數

左右各做 5 次

超人運動

進行次數

5 次

1

趴姿，雙臂、雙腳伸直，視線看斜前方。

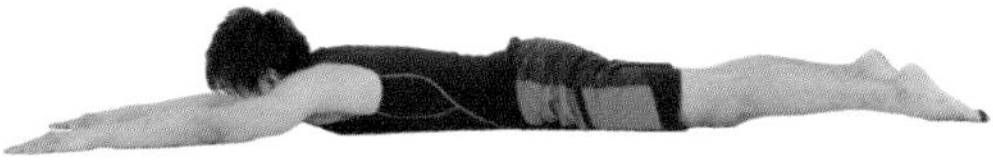

2

同時將雙臂、雙腳抬高，視線看向前方，停留 20 秒。四肢離地的高度請量力而為，若勉強抬太高會導致腰部疼痛，適得起反。

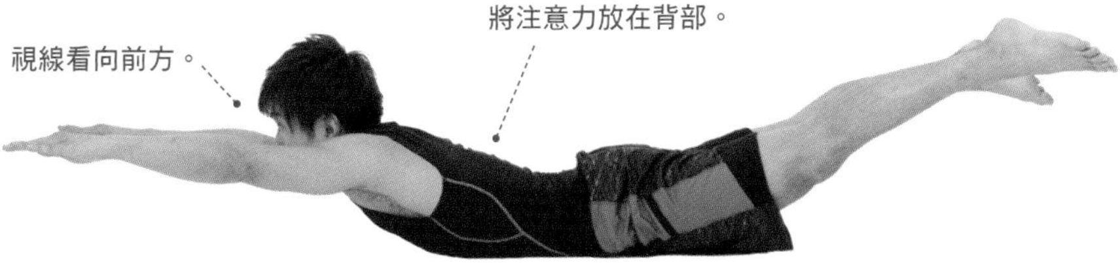

column 3

工作忙碌、緊張時「小跳躍」，可以放鬆肌肉，紓緩壓力

本書為大家介紹過的腳尖跳躍，除了是每日暖身操，也能做為肌肉放鬆運動，因為這個動作能有效紓緩肌肉緊張。

事實上，搖晃身體的這個動作，不時能在運動比賽中看見，例如：游泳選手或田徑選手在比賽開始前，都會以放鬆全身的力道晃一晃身體，或是觸摸一下大腿再搖一搖。

為什麼呢？因為肌肉僵硬的話，身體便無法隨心所欲地活動，進而導致表現不佳，甚至無法將實力完全發揮出來。因此，選手們為了盡量放鬆身體，都會做出這樣的動作。

在工作場合要發表簡報之前，當你感覺緊張的時候，不妨試著藉由每日暖身操的腳尖跳躍來搖晃一下身體，消除緊張情緒，如此一來，不僅能放鬆肌肉，讓你順利地發表簡報，還能放鬆心情完成工作。

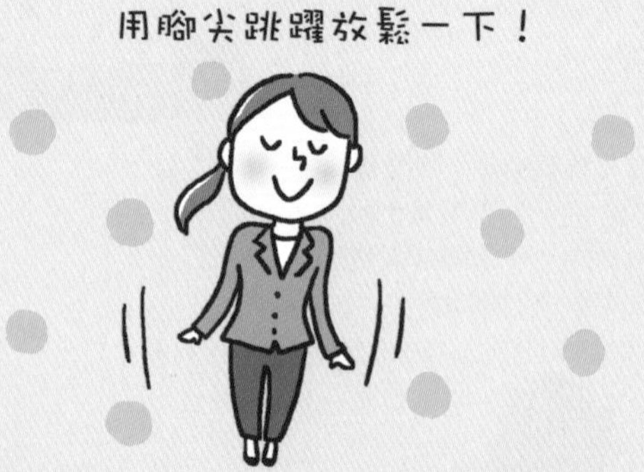

PART 4

維持前彎柔軟度的日常生活建議

健康的祕訣在於擁有柔軟、強韌的身體。
在日常生活中究竟該怎麼做，
才能長久維持身體的柔軟度與彈性呢？

維持訓練效果的六大生活習慣

除了努力藉由伸展運動與肌力訓練，打造柔軟的身體之外，若能再透過日常生活中的動作、呼吸及飲食多加留意，不僅可以長久維持柔軟度，也可使運動出現加乘效果。為此，必須在日常生活中留意以下注意事項：

①多走路培養腳力。
②端正身體姿勢。
③平均使用身體左右兩側。
④留意呼吸。
⑤注意身體保暖。
⑥積極攝取蛋白質。

或許有些人會直覺反應，自己已經有在實踐這幾點了；這些人若能再配合運動並維持這些生活習慣，運動效果將更快顯現。總之，關鍵還是在於自己要留心並加以身體力行。至於尚未養成這些生活習慣的人，就從今天開始做起吧！

多走路培養腳力

有效強化臀部與大腿

腳力，正是所謂雙腳的力量。走路或跑步時，會使用到臀部及大腿的肌肉，當然也包含前彎時不可或缺的大腿後肌；而會隨著年齡增長遞減的，正是這些肌肉。因此，藉由走路經常使用這些肌肉，就能輕鬆維持肌肉彈性，還能使關節的動作變順暢。

假使你現在每一步之間的距離，已經不知不覺變小了，或許正代表身體的柔軟度消失了。因此走路時最好要留意一下，稍微將腳步邁開一些。因爲「邁開大步走路＝伸展大腿後側」，如此，在一邊走路的同時，也能進行大腿內側的伸展訓練。

大步走路

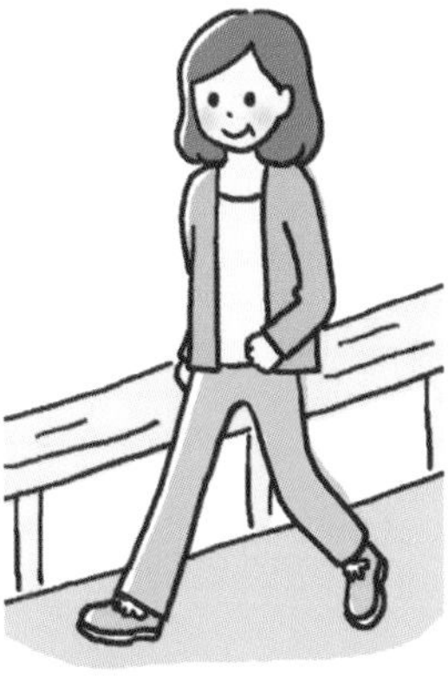

練出柔軟度之後，邁開大步走路就會變輕鬆。但請不要突然邁開大步走路，而是要慢慢地將每一步之間的距離拉大。

提早一站下車

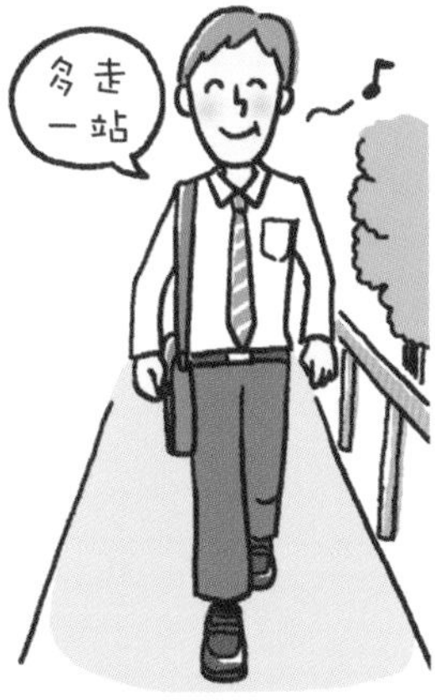

藉由每天通勤時間增加步行距離，是提升腳力的最好方法。在上下班或上下學途中，提早一個車站下車步行，藉此增加步數，便能促進身體健康。

多爬樓梯

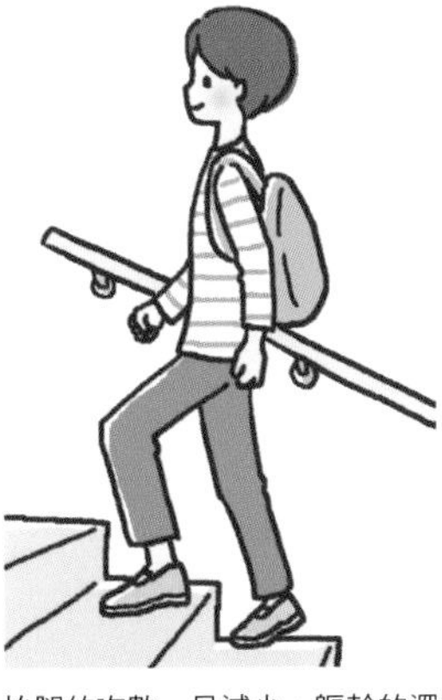

抬腿的次數一旦減少，軀幹的深層肌肉就會衰退，使得前彎柔軟度下滑。而爬樓梯正是最簡易的日常臀部及大腿肌力訓練。

端正身體姿勢

鍛鍊軀幹周圍的肌肉

端正姿勢除了有助於維持柔軟度外，對於身體的健康而言也是不可或缺。首先要請大家留意的，就是站姿。正確姿勢如左頁所示，請仔細檢視自己的姿勢加以確認。忘記採取正確姿勢時，只要養成想到便隨時端正姿勢的習慣即可。

其次是坐姿。現代人日常生活中坐在椅子上的時間很長，不少人發現這種姿勢會對身體造成重大影響。尤其，靠著椅背淺坐在椅上，會造成骨盆後傾，這種姿勢將導致前彎很難彎得下去。若長時處於這種姿勢，骨盆就會記住這個形狀，所以大家要特別注意，不良坐姿的嚴重影響。

最後，維持姿勢的肌肉也會疲勞，因此長時間處於相同姿勢的話，肌肉就會疲累進而導致姿勢走樣。因此，需要不時改變姿勢，尤其坐著一段時間後，起身稍微做一下伸展運動放鬆身體，非常重要。總的來說，只要能夠提高肌肉及關節的柔軟度，不僅不容易疲勞，還能提高回復能力，進而容易長時間保持在正確姿勢。

確實掌握正確的身體姿勢

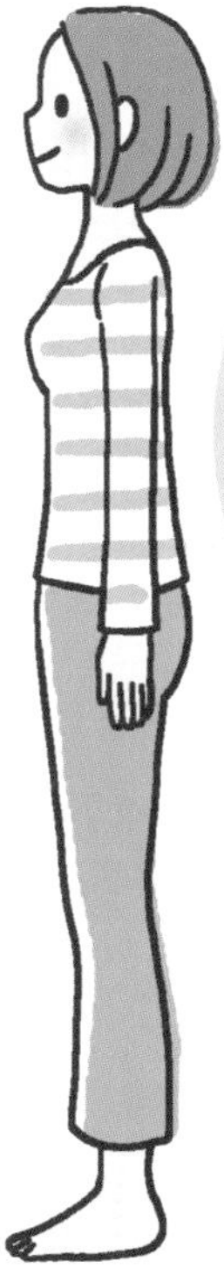

站姿

背部挺直，感覺頭部好像被一條線從天花板吊著一樣。骨盆立起，使耳朵、肩膀、手腕、腳踝呈一直線；重心稍微放在腳尖處。

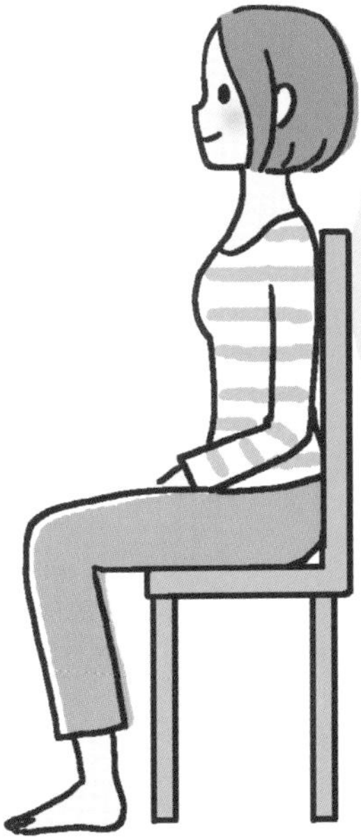

坐姿

坐滿整張椅子，背部靠在椅背上。骨盆立起後用坐骨坐著，膝蓋的角度呈 90 度；脊椎要呈現和緩的弧度，不鎖死。

預防肌肉緊張

平均使用身體左右兩側

一旦身體某處失去平衡，其他部位的肌肉爲了彌補此處的歪斜，就會比平時更加用力而變得緊繃，進而導致其他部位出現歪斜的情形。由於慣用手或習慣動作的關係，很多人總是容易僅使用身體的某一側。請大家找一個機會站在鏡子前，檢視一下骨盆位置、肩膀高度等處的左右側是否平衡。若發現左右側的位置不一樣，就代表左右失去平衡了。

但是，這種情形只需要修正平時的習慣即可改善。以下爲容易導致左右失衡的日常動作習慣，爲了避免做出這些動作，請試著從一些需要注意的地方做起吧！

- 用單側牙齒咀嚼食物
- 翹腳
- 站立時重心放在單腳
- 用單側肩膀揹包包
- 撐下巴
- 側坐

留意呼吸

讓肩胛骨和骨盆維持在正確位置

想要維持身體健康，呼吸是非常重要的一件事。現代人容易呼吸過淺，因此希望大家在日常生活中要時常記得深呼吸。

深呼吸時，胸部要用力張開，如此一來，肩胛骨就會立起，自然也能連帶調整骨盆的位置，而且這個姿勢也是容易前彎的姿勢。深呼吸時，應從鼻子用力吸氣，再花時間慢慢地從嘴巴吐氣。

此外，透過深呼吸可使腹壓升高，讓軀幹變強壯。一旦軀幹穩定，骨盆自然就能立起，如此也有助於打造容易前彎的身體。

深呼吸時要用力並放慢動作

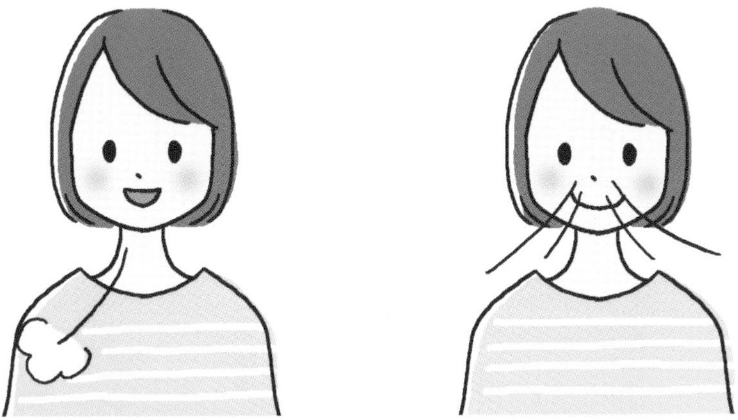

① 從鼻子用力吸氣。

② 噘起嘴巴，花時間慢慢地將氣吐盡。

注意身體保暖

保持肌肉的溫度

手腳冰冷是女性常見的不明原因症狀之一，很多女性都深受手腳冰冷問題所惱。而避免身體變冷，也有助於維持身體的柔軟度。

一旦身體冷卻，肌肉溫度自然也會下降。這樣一來會出現什麼後果呢？肌肉就會收縮起來，變得硬梆梆。

因此請在日常生活中，設法避免身體變冷，例如以衣物或襪子保持手腳溫暖、攝取溫熱飲食、沐浴時泡熱水澡等。

切記，在身體冷卻的狀態下勉強活動，非常容易受傷。因此，千萬不要突然伸展肌肉，應慢慢地等到身體溫熱後再開始。

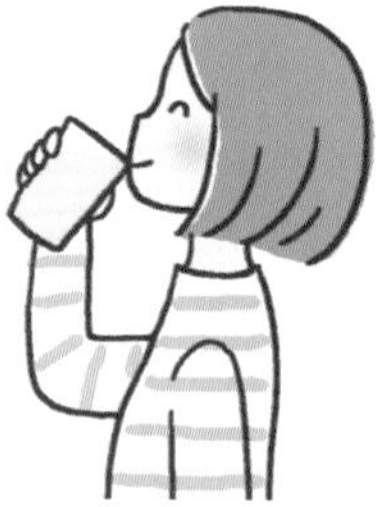

喝溫水

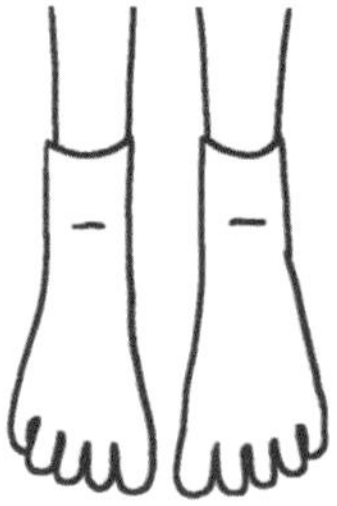

穿五指襪

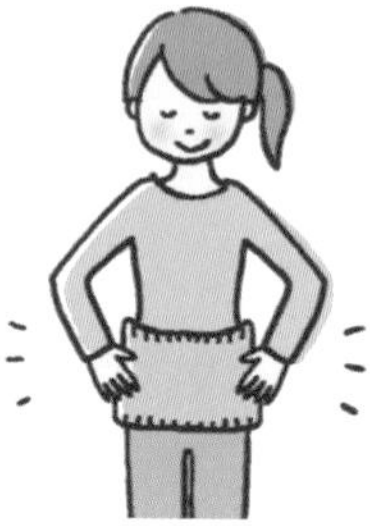

穿腹帶

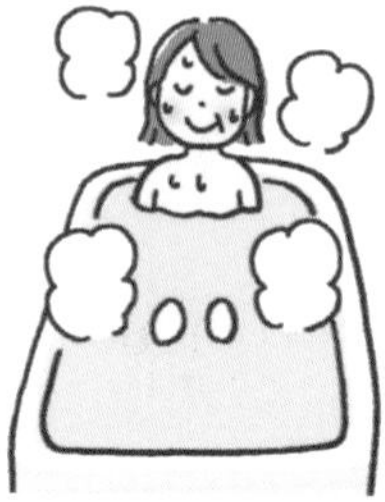

泡熱水澡

積極攝取蛋白質

每天充分攝取生成肌肉的食材

人類的身體由蛋白質組成，當蛋白質不足時，即便做訓練也無法塑造出理想的身材。

蛋白質，又分成動物性蛋白質與植物性蛋白質，切記這兩種蛋白質都要均衡攝取。

那麼究竟該攝取多少蛋白質才足夠呢？如果是平常有在做運動的人，所攝取的蛋白質分量應達到每公斤體重乘以一・五公克的蛋白質。高齡者的話，據研究顯示每天需要攝取六十公克的蛋白質。上了年紀之後，飲食量會減少，有些人甚至無法攝取到足夠的分量，所以此時請妥善利用蛋白質營養補充品。

植物性蛋白質

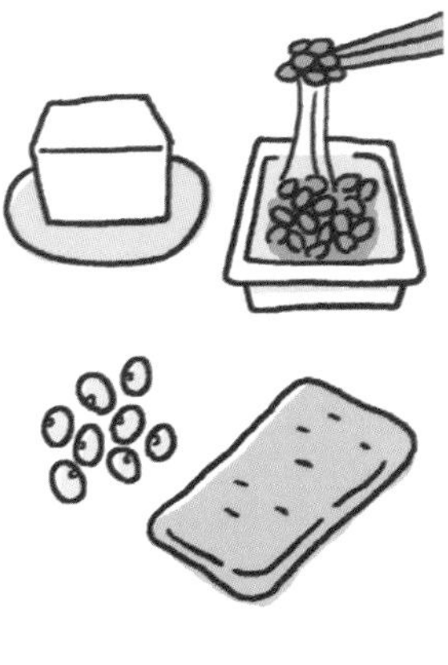

大豆號稱為田裡的肉，所以應積極攝取豆腐、納豆等豆類製品。

動物性蛋白質

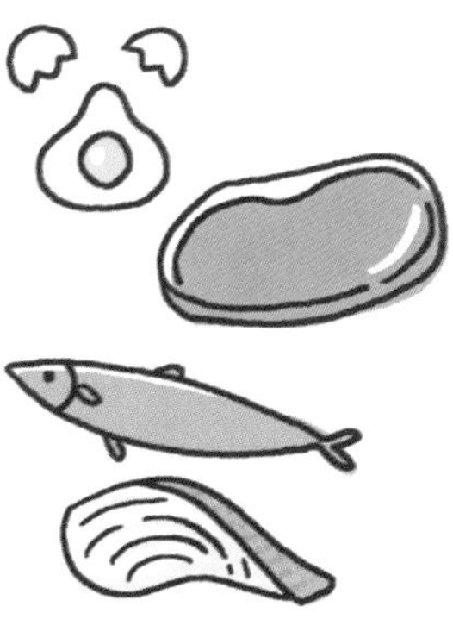

均衡攝取肉、魚、蛋等食物。其中，雞肉及白肉魚為低卡路里食物。

有益健康的五大飲食原則

懂越多越有益身體的飲食知識

「運動」和「飲食」是強健身體的兩大支柱。身為私人教練，同時我也會指導學員飲食方式。除了攝取蛋白質之外，還有一些飲食原則也希望大家徹底瞭解。

RULE 1 主食從「白色」改為「咖啡色」

大量攝取碳水化合物（醣類）的話，血糖值會急速上升，造成脂肪容易囤積。但是，我不會建議大家不要攝取碳水化合物，而是希望大家將白色食材改成咖啡色食材，例如將白米改成糙米、麵包或麵條也換成全麥產品等。挑選食材時，也要選擇不容易使血糖值上升的低ＧＩ食物（詳見下表）。

GI 值	低	中	高
蔬菜	海帶芽、水雲、昆布、羊栖菜、酢橘、蕈菇類、葉菜類	地瓜、豌豆	紅蘿蔔、南瓜、馬鈴薯
肉、魚	大豆、毛豆、堅果類	牛肉、豬肉、雞肉、秋刀魚、鮭魚、魚貝類	無
碳水化合物	糙米、裸麥麵包、雜糧麵包、冬粉	烏龍麵、蕎麥麵、義大利麵	白米、年糕、甜麵包、法國麵包
水果、乳製品、零食	櫻桃、西洋李子、桃子、日式傳統起司、起司、優格	草莓、柳橙、葡萄、鳳梨、香蕉、冰淇淋	炸薯條、餅乾、仙貝、巧克力

GI 值是 Glycemic Index 的簡稱。GI 值愈高，越容易使血糖值急速上升，屬於容易變胖的食材。

RULE 2 午餐的分量要吃最多

想要鍛鍊出強健的身體，必須搭配飲食內容、什麼時候吃東西、該吃多少東西，這幾點都非常重要。以一天攝取三餐爲例，午餐的分量要吃得最多，這樣才能預防晚餐吃過量，避免脂肪囤積體內。此外，晚餐需要注意分量多寡的問題，而且在晚上八點前吃完晚餐最爲理想。若晚上太晚吃飯，能量將無法消耗而被囤積起來，成爲脂肪。

飲食分量比例 **早餐 3：午餐 4：晚餐 3**

RULE 3

每一公斤的體重，需要喝四十毫升的水

身體約有百分之六十爲水分，而水分與血液循環以及代謝都有密切關聯。每一天的攝取量以自己的體重（公斤）乘以四十毫升的水分爲參考依據。此外，咖啡因具有利尿作用，所以含有咖啡因的飲品並不適合用來補充水分。爲此，攝取用來強健身體的水分時，應與品嚐嗜好的飲品區分開來。

RULE 4

想要均衡攝取食材，記住「豆芝海蔬魚菇穀」的口訣

怎麼做，才能營養均衡地攝取食材？希望大家記住，吃「豆芝海蔬魚菇穀」這些食品就對了。這幾個字是由下述表格中的食材，取其中一個字組合而成，每天在餐桌上都要好好吸收這些食材的營養哦！

豆：豆類
芝：芝麻類
海：海帶芽（海藻類）
蔬：蔬菜
魚：魚類
菇：香菇（蕈菇類）
穀：穀類（薯類）

RULE 5

越簡單的烹調方式越好

即便學會聰明挑選健康食材了，但是假使烹調成費工的料理，也恐會攝取進多餘的熱量。

因此大家記得「簡單烹調」與「清淡調味」的原則即可，像我都是利用「清蒸」、「汆燙」、「烘烤」來簡單烹調，而且清蒸用微波爐就能完成。另外，只要善用食材風味，調味料的分量就能避免使用太多了。

真人實證！前彎訓練經驗談

CASE 1

姓名　東路子

年齡　51歲

職業　家庭主婦

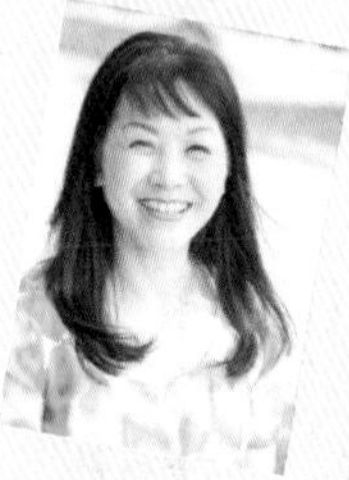

行動更加靈活自在，
罹患代謝症候群的體質也改善了，
甚至連腹部也變得緊實。

我熱愛運動，曾經從事過各式各樣的運動，但是隨著年紀漸長，一年一年過去後，運動的機會減少，柔軟度也變得很差。曾經有某一段時期完全沒在做運動，以致於當時罹患了代謝症候群，還得了糖尿病……。但是，當我開始投入各種伸展運動和上半身的肌力訓練後，柔軟度便慢慢找回來了。才過了兩個禮拜的時間，當我在撿拾掉落在地上的物品時，還有在爬樓梯時，每次活動身體都感覺變得好輕鬆！就連因爲糖尿病所導致的腳部疼痛，也完全消失了。

隨著柔軟度的提高，原本凸出的腹部也自然而然變緊實了。我想今後我還是會每天持續地做前彎伸展運動。

after

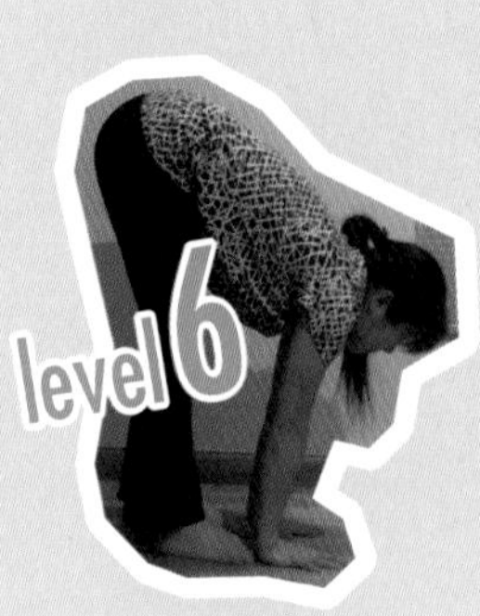

before

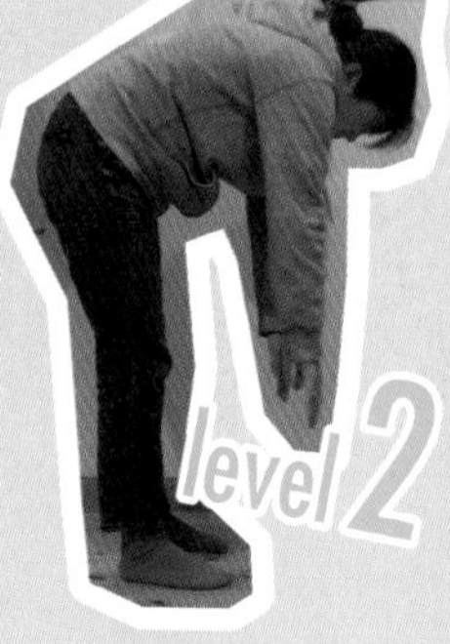

雖然東女士曾經有一段時間中斷運動，但她說：「現在持續從事肚皮舞及競技滑雪。」聽她說自從找回柔軟度後，要移除滑雪靴裡的冰塊時也變得輕鬆了。

CASE 2

身體變柔軟後，
就連心情也開朗起來，
在人際關係上更是助益良多！

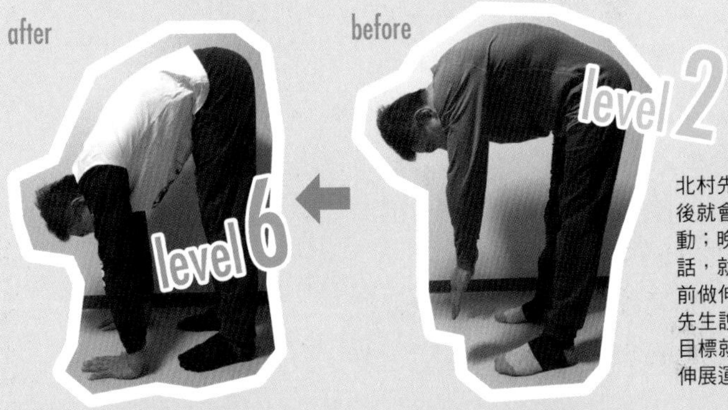

北村先生在工作結束後就會做一做伸展運動；晚上沒時間做的話，就會早起在上班前做伸展運動。北村先生說：「反正我的目標就是每天都要做伸展運動。」

從高中畢業到踏入社會後的第兩年左右，我一直有在練少林寺拳法。因爲練了少林寺拳法的關係，使我直到三十五歲爲止都能輕而易舉地劈腿一百八十度。後來開始游泳，有時也會做暖身操的伸展運動，所以自認柔軟度還算不錯。然而，遇到身體必須「突然」活動的時候，卻會感覺不夠靈活，例如撿拾掉落在地板上的物品時，有時便會覺得腰部僵硬不是很方便彎下去，日常活動似乎不是太順暢。

我留意到伸展運動最重要的就是進行的頻率，所以我會盡量每天都做。剛開始的一個半月左右並沒有多大的感覺，很擔心究竟身體會不會變柔軟……。但是從第二個月開始，便能確實體會到身體很順利地變柔軟了。我覺得當身體能夠迅速反應，並且得以俐落活動後，自己的心情也會開始變得舒暢開朗許多；而這點改變對於人際關係的經營，意外地助益良多。

姓名 北村紀男

年齡 53歲

職業 整骨師

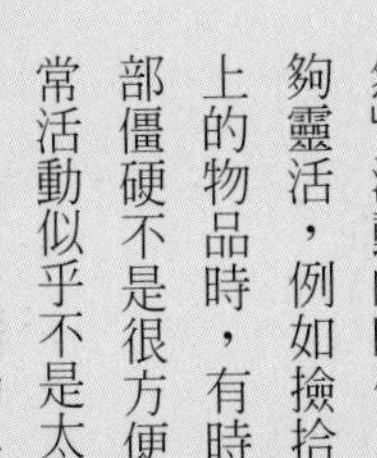

3 周就能親身感受身體變化，體重減少了 4 公斤，得以順暢邁開大步走路。

CASE 3

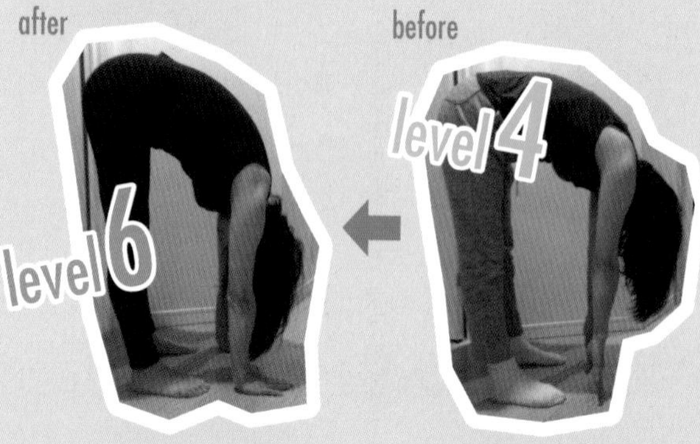

「我一直很注意用正確姿勢做伸展運動及肌力訓練。」小野小姐表示。他還反應由於體脂肪下降，且動作變輕快了，所以走起路來變得輕鬆許多。

我自認柔軟度還不錯，但是這幾年曾被一點高低落差的地面絆倒，而跌倒過三到四次，讓我意識到隨著年齡增長，身體逐漸變僵硬的事實。爲了避免自己做伸展運動只有三分鐘熱度，我打算先努力堅持三周的時間看看！除了在自己家裡做伸展運動之外，上班時趁著等電梯的空檔，或是上廁所的時候，我也會「順便做一做伸展運動」。差不多三個禮拜過後，我的指尖就能碰到地板了，經過一個月後，我的大拇指及小指也都能貼地了。

過去就連要拿取包包而彎下腰時，都會有身體很沈重的感覺，沒想到現在竟然能夠迅速彎下腰去了，我想這一定是柔軟度變好的關係。此外，我的體重還減輕了四公斤，甚至於外出走路時也能邁開大步迅速移動了。以前得花二十分鐘才能抵達公司，現在只需要十五分鐘就到了。現在我都靠上健身房及每天做伸展運動，來維持我的身體健康。

姓名　小野寺和世
年齡　56 歲
職業　上班族

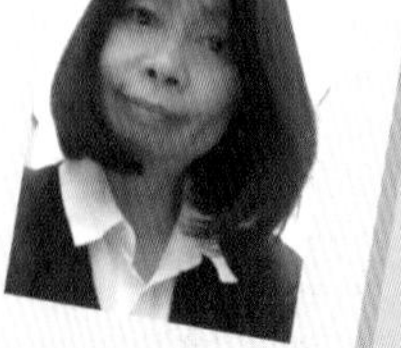

CASE 4

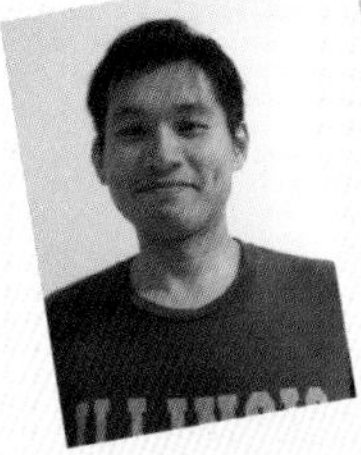

姓名　諏訪孝明

年齡　32歲

職業　公司負責人

藉由每晚做伸展運動，讓我的體態變好、成功減重，西裝尺寸更小了 3 碼！

我可以大聲地說：「我一點柔軟度也沒有！」無論在小學、國中、高中，我的體育成績都是全年級最後一名（笑）。出社會後一念之下，才開始上健身房做運動。我想我的姿勢不良、容易疲勞、嚴重痠痛等等的身體不適症狀，應該都是出自身體僵硬的關係。

想要提升柔軟度，最重要的就是持之以恆。因此我每晚睡前都會做運動，主要會做的運動有前彎、劈腿、扭轉身體這類的上半身伸展運動等等。出現肌肉痛時我就會休息，等到隔天能夠確實做伸展運動後，再給自己一些獎賞。透過這種方式，想辦法讓自己能夠自然而然輕鬆地堅持下去。像這樣經過了約莫三周時間後，我感覺到身體開始變柔軟了。

此外，體態也有所改善，也變得能夠迅速俐落地行走。甚至連體重也減輕，姿態也變美，西裝尺寸更是小了三碼。公司的人都說我「變年輕了」，這眞的令人很開心。

after

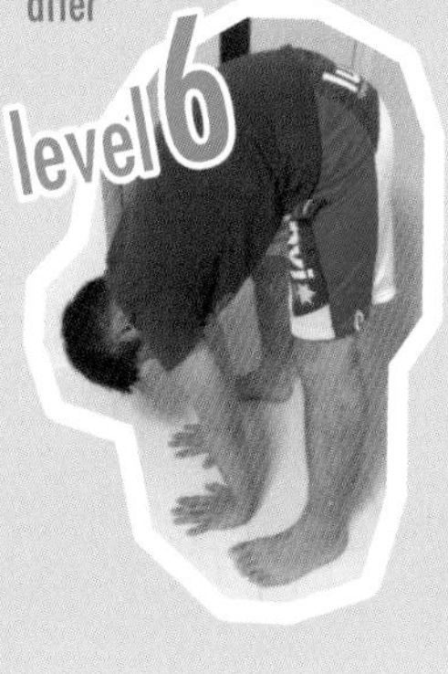

before

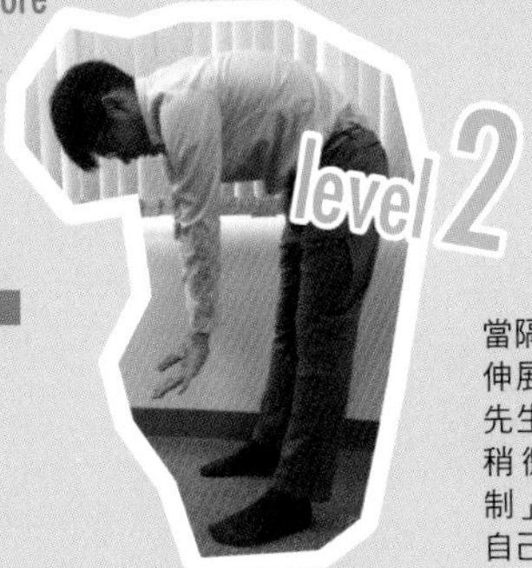

當隔天能確實完成伸展運動後，諏訪先生會用「飲食上稍微放鬆醣類限制」的方式，獎勵自己的努力。

駝背問題獲得改善，還擺脫了腰痛，更能安穩入眠了！

CASE 5

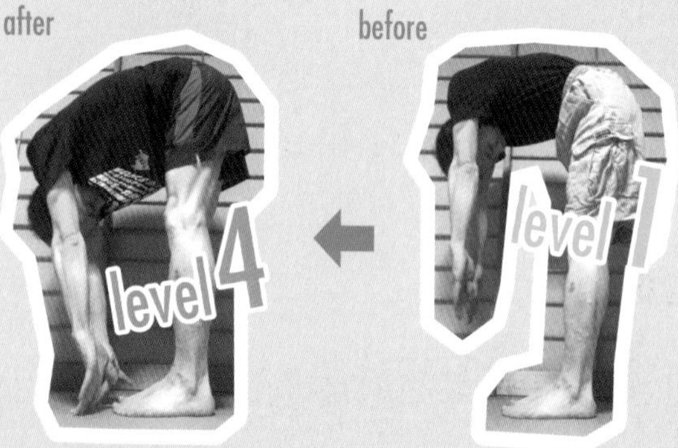
after
before
level 4
level 1

中村先生國中打桌球、高中練弓道，出社會後開始學空手道。他說：「現在我養成每周做4次伸展運動的習慣。」

因爲我在盤腿坐時發現雙腳無法交叉，這才切實體會到身體變僵硬了。我從學生時代開始便一直有運動習慣，所以一直以爲自己的柔軟度還不錯。沒想到，後來什麼運動都沒做之後，身體迅速僵硬，因此後來才會開始做瑜伽。現在，除了做瑜伽之外，我還會做谷教練教我的前彎伸展。

爲了找回柔軟度，我開始每天至少都會做五分鐘的伸展。而且才剛開始做兩個禮拜左右，便看出效果了：單腳站立穿鞋時，我的腳可以很輕鬆地抬高，且身體也不會左右搖晃。柔軟度提升之後，我接著開始做肌力訓練。感覺身體平衡感變好，軀幹也變強壯了。

就連原本駝背的姿勢也變端正，且長期困擾的腰痛都改善了。此外，我認爲雙腳會感覺變緊實，應該也是因爲柔軟度提升，使得下半身能夠充分運用的關係。除此之外，還擺脫了手腳冰冷的現象，晚上也變得更容易入眠。

姓名 中村雅彥

年齡 51歲

職業 上班族

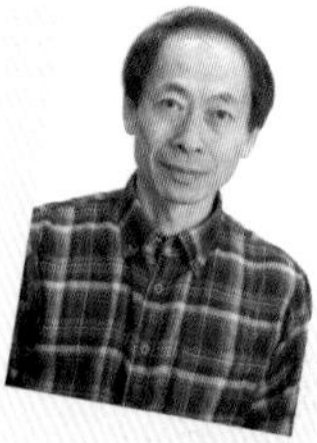

CASE 6

姓名　金子節子

年齡　60 歲

職業　音樂培訓講師 & 教官、失智症咖啡廳老闆

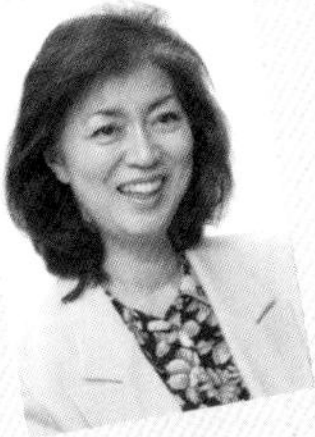

針對不同部位做運動，持續做 3 個月後，髖關節就不再疼痛了！

我的身體比較僵硬，因此左腳抬不起來，尤其深受髖關節疼痛所擾。我的左側髖關節可活動範圍域狹小，每當腳踝要轉向外側時，就會突然出現刺痛感，令我相當困擾。

但是自從我開始做谷教練教我的前彎伸展後，才過一個月，臀部、腰部、背部肌肉就變得容易伸展開來，感覺好輕鬆，就連盤腿坐也變得輕而易舉了。隨著前彎能夠彎得越下去後，疼痛也逐漸消失；三個月後髖關節就幾乎不會痛了。

我每天都會做運動，過去曾經做過一段時間的瑜伽，現在則是每天做伸展運動。每天我都會變換不同部位伸展，例如今天只做腰部伸展，明天做臀部伸展，還將運動區分成「短短幾分鐘逐一進行」。當然，今後也會繼續做下去，因爲可以親身體會到效果，所以才能夠持之以恆；或許這就是堅持不懈的祕訣吧！

after

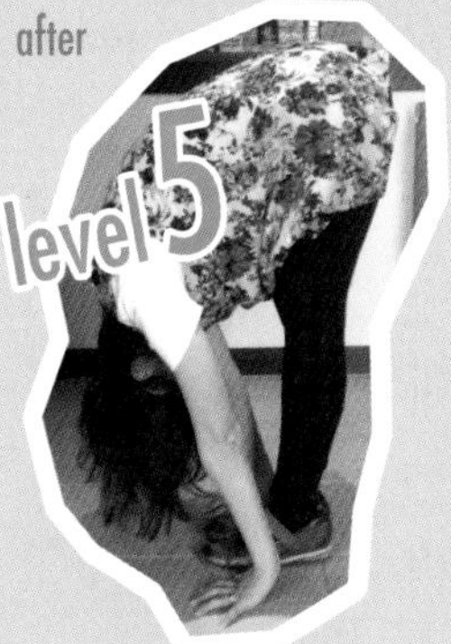

before

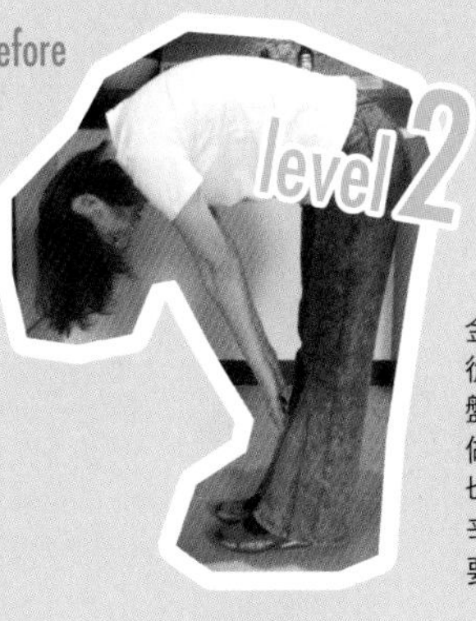

金子女士說她約莫從 2 年前開始做岩盤瑜珈。自從開始做伸展運動後，才切身體會到「每天辛勤活動身體的重要性」。

切身感覺體力變好了，即便長時間採取相同姿勢，也不會感到太疲累。

CASE 7

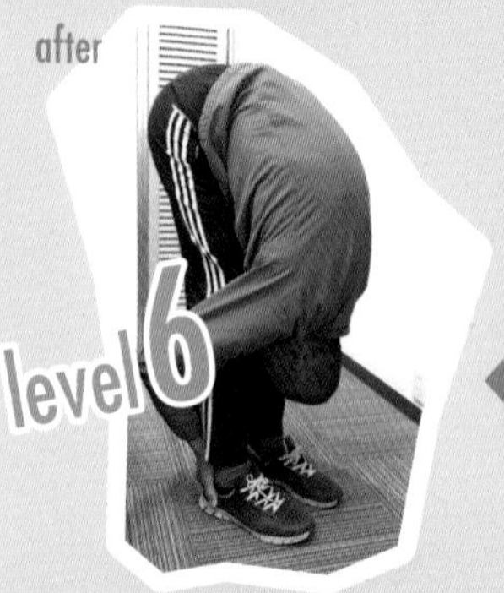

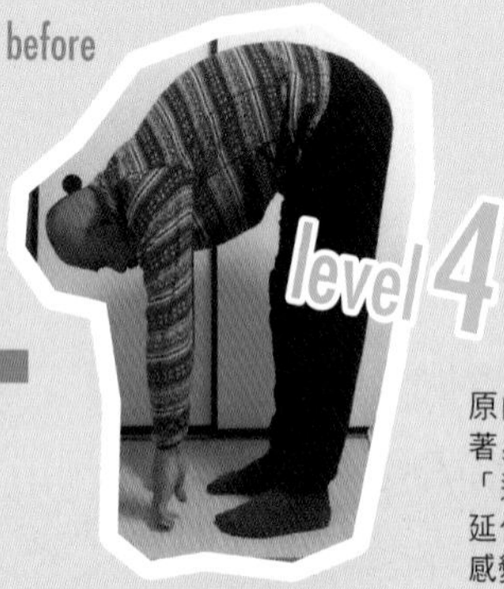

原山先生表示，隨著身體變柔軟後，「運動時感覺背部延伸至腰部的疼痛感變和緩了」。

我在前彎的時候，連手指的第二關節都能觸地，所以一直以爲自己的柔軟度很不錯。但是做過谷教練指導的訓練之後，才知道自己全身上下都很僵硬……。

因此我開始每晚都會做伸展運動。我最常做的一個運動，就是將雙手繞到背部，看看能不能十指交握。自從我開始在晚上睡前做谷教練教我的伸展運動後，切身感覺到身體逐漸變柔軟了，背部以及大腿後側也都能充分伸展開來。

此外，我在蹲下的時候，原本後腳跟都是離開地面的，但是現在後腳跟也能貼地了。還有我在跨上自行車時，過去一直感覺髖關節會有點痛痛的，但是現在已經不會痛了。體力眞的明顯變好。此外，因爲脊椎周圍的肌肉變強健後，使我開始能夠長時間坐在椅子上。我覺得前彎伸展不僅能提升柔軟度。還能連帶鍛鍊軀幹肌肉，一舉兩得。

姓名　原山誠三

年齡　57歲

職業　自營業

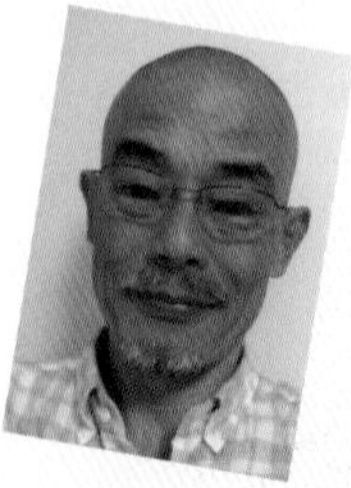

CASE 8

姓名　古澤由梨
年齡　37 歲
職業　助產士

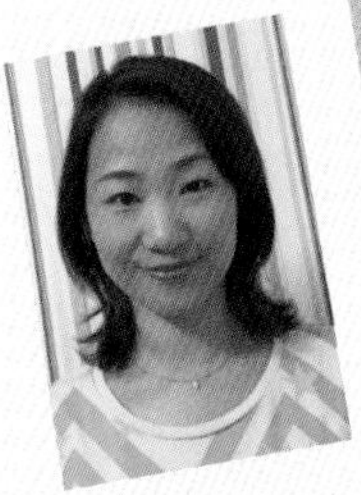

工作時做前彎伸展
可以提振精神，
10 天就能看出效果！

我的身體還蠻柔軟的，但是最近卻時常感覺好像不知不覺變僵硬了……，讓我有點受到打擊。助產士這份工作，有時需要輪夜班，所以爲了管理身體健康，我開始做前彎伸展。我常做的運動，就是劈腿、拉背、轉動手腕等。

我會在早上起床時、沐浴後、睡前等不同時間做運動。白天感到工作無法集中精神時，有時也會做做運動轉換一下心情。因爲剛洗好澡時身體還很溫熱，所以不但前彎容易彎得下去，而且也容易感受到效果。與過去相較之下，我變得更容易流汗，我想應該是柔軟度提升後，新陳代謝也跟著變好的緣故。

剛開始做前彎運動經過差不多十天左右，我的手就比從前更容易觸地了，當自己做到的時候，眞的覺得好開心！但是疲累時或生理期那段期間，我就不會勉強自己，而會以休息爲優先考量。因爲勉強自己是無法讓人堅持下去的。

after

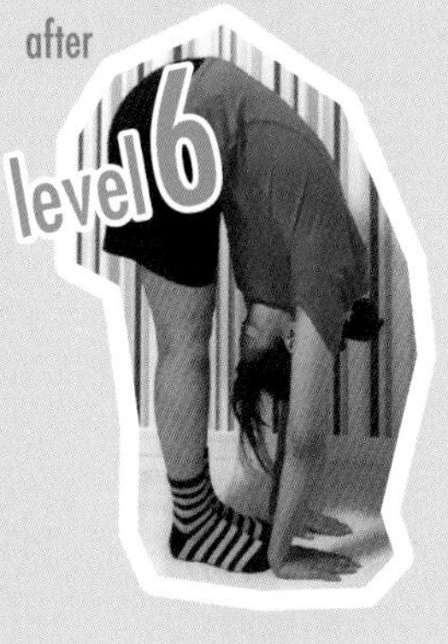

before

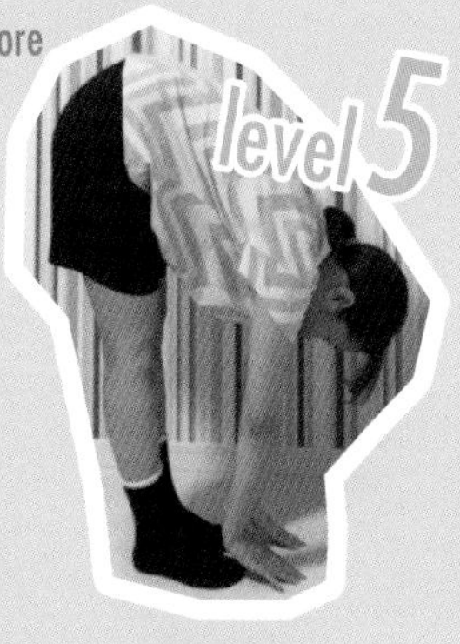

原本古澤小姐的身體就蠻柔軟的，她說：「為了長久維持柔軟度，今後也會持之以恆地做各式伸展運動。」

藉由本書所介紹的伸展運動與肌力訓練，瞭解運動時主要會有哪些肌肉受到強烈刺激。此外，做訓練時也請將注意力放在各個主要的肌肉上哦！

	上半身的伸展運動						肌力訓練																		
站姿往前踢腿	雙手高舉伸展背部	單手向上左右側彎	雙手平舉左右扭轉	仰躺屈膝轉體	跪地左右伸展	趴姿左右轉體	深蹲	扶椅單腳後踢	扶椅單腳斜後踢	單腳深蹲	髖關節畫大圓	跨腳深蹲	橋式運動	跳躍深蹲	擴臂深蹲	單腳橋式運動	後弓箭步	轉動肩胛骨	擴胸運動	跪地伏地挺身	交叉抬腿碰膝	伏地挺身	棒式	側棒式	超人運動
71	42	48	54	60	66	72	83	84	85	86	87	88	89	90	91	92	93	94	96	97	98	99	100	101	101
大	小	小	小	中	中	大	小	小	小	中	中	中	中	大	大	大	大	小	小	中	中	大	大	大	大
							●	●	●	●	●	●	●	●	●	●	●								●
			●	●														●	●	●		●			
	●	●	●	●	●	●												●	●						●
	●					●															●		●		
	●	●	●	●	●	●															●			●	
											●										●		●		
●				●			●	●		●	●	●	●	●	●	●	●							●	●
									●		●	●			●									●	●
●							●	●		●			●	●		●	●								
		●			●														●	●		●			
																			●						
																		●	●	● 前側		● 前側			●
																		●	●						

本書收錄的伸展運動和肌力訓練一覽表

	暖身操		下半身的伸展運動																				
名稱	腳尖跳躍	單腳前彎	腳踝繞圈運動	阿基里斯腱伸展	正坐跪姿前彎	跪地腳底伸展	坐姿比目魚肌伸展	坐姿屈膝臀部伸展	單腳站立拉腳	下腰膝蓋伸展	坐在椅上前彎	單腳盤腿前彎	跪坐拱身前彎	抓握腳踝屈伸	大字張腿前彎	坐姿單腳大腿伸展	仰躺單腳伸展	坐姿背部拉伸	半跪立膝前彎	倒立前彎	抓握腳尖屈伸	大腿交叉前彎	擴胸前彎
頁數	34	35	39	40	41	41	45	46	47	47	51	52	53	53	57	58	59	59	63	64	65	69	70
運動強度	小	小	小	小	小	小	小	小	小	中	中	中	中	中	中	中	中	中	中	大	大	大	大
豎脊肌					●								●		●					●			●
胸大肌																							
闊背肌					●						●				●			●					●
腹直肌									●														
腹斜肌																							
腰大肌（深層肌肉）																							
臀大肌		●			●			●		●		●	●	●	●					●	●	●	●
臀中肌												●											
股四頭肌					●				●				●										
大腿後肌		●								●	●			●	●	●	●		●	●	●	●	●
比目魚肌	●		●	●			●									●	●		●				
腓腸肌	●		●	●										●		●	●		●		●		
肱三頭肌																							
肱二頭肌																							
足底肌群	●		●	●		●																	
三角肌																							
斜方肌																							

第3周

項目	第1周	第2周	第3周	第4周	第5周	第6周	第7周
1	次 組 check	次 組 check	次 組 check	次 組 check	次 組 check	次 組 check	次 組 check
2	次 組 check	次 組 check	次 組 check	次 組 check	次 組 check	次 組 check	次 組 check
3	次 組 check	次 組 check	次 組 check	次 組 check	次 組 check	次 組 check	次 組 check
4	次 組 check	次 組 check	次 組 check	次 組 check	次 組 check	次 組 check	次 組 check
5	次 組 check	次 組 check	次 組 check	次 組 check	次 組 check	次 組 check	次 組 check
本周心得						檢測前彎柔軟度 Level	

第4周

項目	第1周	第2周	第3周	第4周	第5周	第6周	第7周
1	次 組 check	次 組 check	次 組 check	次 組 check	次 組 check	次 組 check	次 組 check
2	次 組 check	次 組 check	次 組 check	次 組 check	次 組 check	次 組 check	次 組 check
3	次 組 check	次 組 check	次 組 check	次 組 check	次 組 check	次 組 check	次 組 check
4	次 組 check	次 組 check	次 組 check	次 組 check	次 組 check	次 組 check	次 組 check
5	次 組 check	次 組 check	次 組 check	次 組 check	次 組 check	次 組 check	次 組 check
本周心得						檢測前彎柔軟度 Level	

我要提升前彎力！ 1個月前彎訓練檢核表

以下提供 1 個月前彎訓練檢核表，透過實際的記錄清楚檢視自己的等級，讓訓練更有效率。

第1周

項目	第1周	第2周	第3周	第4周	第5周	第6周	第7周
1	次 組 check □	次 組 check □	次 組 check □	次 組 check □	次 組 check □	次 組 check □	次 組 check □
2	次 組 check □	次 組 check □	次 組 check □	次 組 check □	次 組 check □	次 組 check □	次 組 check □
3	次 組 check □	次 組 check □	次 組 check □	次 組 check □	次 組 check □	次 組 check □	次 組 check □
4	次 組 check □	次 組 check □	次 組 check □	次 組 check □	次 組 check □	次 組 check □	次 組 check □
本周心得						檢測前彎柔軟度 Level □	

第2周

項目	第1周	第2周	第3周	第4周	第5周	第6周	第7周
1	次 組 check □	次 組 check □	次 組 check □	次 組 check □	次 組 check □	次 組 check □	次 組 check □
2	次 組 check □	次 組 check □	次 組 check □	次 組 check □	次 組 check □	次 組 check □	次 組 check □
3	次 組 check □	次 組 check □	次 組 check □	次 組 check □	次 組 check □	次 組 check □	次 組 check □
4	次 組 check □	次 組 check □	次 組 check □	次 組 check □	次 組 check □	次 組 check □	次 組 check □
本周心得						檢測前彎柔軟度 Level □	

結語

提升柔軟度，自然增加運動量

感謝大家一路讀到最後。

本書所介紹給大家的內容，雖然是在教大家如何能夠在前彎時手掌完全貼地，但其實這也有助於拓展你人生的可能性。用雙腳往前行走的人類，在其生物特性上，首重下半身、背部處能夠活動自如的狀態。站在柔軟度的角度而言，藉由鍛鍊猶如「天然塑身衣」的肌肉，才能擁有自由自在的人生，使你的身體不會因爲某些因素而受限。

經由我在醫院負責復健工作，以及在看護機構擔任管理人員的經驗當中，我發現想活動身體卻動彈不得的人實在多到不行。其中，有些人的身心障礙屬於不可逆的狀態（無法回復原本的狀態），記得這些人曾經向我說過：「如果你能治好我的身體，多少錢我都願意給你，求求你幫我治好……」他們悲痛的一言一語，至今我仍無法忘卻。無論你多麼小心翼翼，你永遠不知道何時會發生什麼事情。但是持續關心自己身體，就能降低發生這些事情的可能性。

因此，第一步要做的，也是最重要的一件事，就是讓自己擁有良好的前彎能力。提升身體的柔軟度，你的身體自然會變得更想運動，這樣一來，運動量自然也會增加，而且你會比過去更不容易疲累，得以蓄積健康的每一天。希望每一個人都能不再因爲僵硬的身體，而放棄自己的人生，並且身體力行本書所介紹的各種伸展與肌力訓練。最後，期待見到大家在實踐本書內容後，身體能夠比過去更加柔軟、健康！

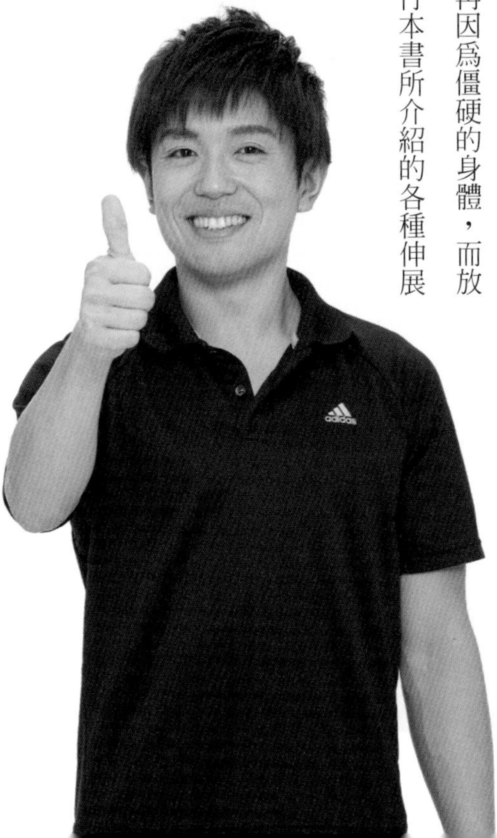

健康樹系列102

前彎，最強舒筋活血法

1天5分鐘，4周手掌就能輕鬆貼地，腰痛、駝背、肥胖、體力差、骨盆歪斜，通通改善
どんな人でも、ペタッと前屈！

作　　者　谷啓嗣
譯　　者　蔡麗蓉
總 編 輯　何玉美
選 書 人　周書宇
責任編輯　周書宇
封面設計　張天薪
內文排版　菩薩蠻數位文化有限公司

出版發行　采實出版集團
行銷企劃　陳佩宜．陳詩婷．陳苑如
業務發行　林詩富．張世明．吳淑華．林踏欣．林坤蓉
會計行政　王雅蕙．李韶婉
法律顧問　第一國際法律事務所　余淑杏律師
電子信箱　acme@acmebook.com.tw
采實官網　www.acmebook.com.tw
采實粉絲團　http://www.facebook.com/acmebook

I S B N　978-986-95473-9-0
定　　價　280元
初版一刷　2018年1月
劃撥帳號　50148859
劃撥戶名　采實文化事業有限公司
10479台北市中山區建國北路二段92號9樓
電話：02-2518-5198
傳真：02-2518-2098

國家圖書館出版品預行編目資料

前彎，最強舒筋活血法 / 谷啓嗣作; 蔡麗蓉譯. --
初版. -- 臺北市 : 采實文化, 民107.1
面；　公分. -- (健康樹系列；102)
ISBN 978-986-95473-9-0(平裝)

1.健身操 2.運動健康

411.711　　106020987